Emmanuel Njuma Tamufor
Halle Ekane Edie Gregory

A opinião das mulheres grávidas sobre os cuidados pré-natais

Emmanuel Njuma Tamufor
Halle Ekane Edie Gregory

A opinião das mulheres grávidas sobre os cuidados pré-natais

Um estudo transversal realizado no distrito sanitário de Buea, Camarões

ScienciaScripts

Imprint

Cover image: www.ingimage.com

This book is a translation from the original published under ISBN 978-3-659-86808-5.

Publisher:
Sciencia Scripts
is a trademark of
Dodo Books Indian Ocean Ltd. and OmniScriptum S.R.L publishing group

120 High Road, East Finchley, London, N2 9ED, United Kingdom
Str. Armeneasca 28/1, office 1, Chisinau MD-2012, Republic of Moldova, Europe
Managing Directors: Ieva Konstantinova, Victoria Ursu
info@omniscriptum.com

Printed at: see last page
ISBN: 978-620-8-41415-3

DEDICAÇÃO

Para

Mamã

Papá

Ford (Becky)

&

Statwesq (Christy)

AGRADECIMENTOS

No final da minha primeira fase de estudos médicos, quero exprimir a minha gratidão aos seguintes:

Os meus supervisores de tese; Dr. Achidi, Dr. Mafany e Dr. Halle, por me terem orientado durante esta última parte dos meus estudos, apesar das minhas falhas.

A Faculdade de Ciências da Saúde por me ter dado a oportunidade de estudar medicina e por me ter orientado em cada passo. Obrigado ao Professor Ndumbe que foi além de si próprio para tornar o nosso estudo mais interessante e abrangente.

A minha mãe, Martha Udobang, cuja vida educativa tem sido sempre a minha medida e cujo amor e carinho não esmoreceram, apesar de se dizer que o homem a desilude. Obrigada por me ter apoiado.

O meu pai, Tamufor Vincent M., pela sua orientação e assistência que nem a distância afectou. A melhor das irmãs gémeas, Becky e Christy, por fazerem com que a minha vida valha a pena e por se lembrarem de me manter sempre no caminho certo. O vosso par é essencial para mim, como duas pilhas numa lanterna, dando um brilho à minha vida.

O Sr. e a Sra. Mokenge e as crianças (especialmente a pequena Becky), por me terem mantido debaixo de um teto durante toda a minha estadia em Buea. Fizeram de mim o que sou hoje e aprendi muito com todos vós. A família de Buea (especialmente o Comandante Ekeke Moses, o Dr. Fritz Ikundi, o Sr. Mayebi John e o Professor Efange) e a de Bamenda, pela sua orientação e encorajamento durante todo este período.

Os médicos com quem trabalhei nos diferentes hospitais em que estive colocado, por se oferecerem como ferramentas de aprendizagem e por me fazerem saber a diferença entre o bom e o mau médico.

A Sra. Nditcham Beatrice e Ni George pelo seu raciocínio construtivo e pelo seu cuidado.

Aos meus colegas de turma, o grupo pioneiro, que fizeram desta viagem um passeio. Também a outros amigos que desempenharam diferentes papéis na viagem de ontem para amanhã.

Maewo, William e Solomon, cuja devoção à zombaria é o que nos tem unido nos últimos 12 anos! É ótimo ter amigos como vocês com quem contar.

Finalmente, Deus Todo-Poderoso, por tornar tudo isto possível

ÍNDICE DE CONTEÚDOS

LISTA DE ABREVIATURAS

ANC	Antenatal care
BMI	Body mass index
C/S	Caesarean section
CI	Confidence interval
DHS	Demographic Health Survey
EDD	Expected date of delivery
HBV	Hepatitis B virus
HIV	Human Immunodefiency Virus
IDA	Iron deficiency anaemia
LMP	Last menstrual period
LBW	Low birth weight
NICE	National Institute for Medical and Clinical Excellence
MDG	Millennium Development Goal
PNC	Prenatal care
PMI	Prevention Maternèlle et Infantile
PMTCT	Prevention of mother to child transmission
SD	Standard deviation
UN	United Nations
UNICEF	United Nations Children Fund
WHO	World Health Organization

CAPÍTULO I: INTRODUÇÃO

1.1 Antecedentes

Os cuidados pré-natais (CPN) podem ser vistos como intervenções bem definidas prestadas a uma mulher grávida com o objetivo geral de garantir a sua passagem segura para a maternidade [1, 2]. Constitui uma oportunidade para explicar às mulheres os riscos associados à sua condição, informá-las sobre o planeamento familiar, gerir os problemas de saúde encontrados durante este período e identificar os que apresentam riscos elevados de resultados adversos e planear a sua gestão suficientemente cedo [1]. A importância dos CPN foi sublinhada em muitas conferências internacionais que os adoptaram como um objetivo específico [3], uma vez que constituem um importante fator determinante da mortalidade materna e um dos componentes básicos dos cuidados maternos, dos quais depende a vida das mães e dos bebés [4].

O quinto Objetivo de Desenvolvimento do Milénio (ODM), "Melhoria da Saúde Materna" [5], tem a cobertura (ou frequência) de ANC como um dos seus indicadores de progresso. Na África Subsariana, a cobertura aumentou de 67% em 1990 para 76% em 2008, enquanto a cobertura no Norte de África quase duplicou no mesmo período, de 46% para 78% [5]. Em 2007, a cobertura de CPN nos Camarões era de 82% (mais do que a média da região subsariana), com 60% das mulheres grávidas a terem quatro ou mais consultas [6]. A taxa de mortalidade materna (MMR) baixou 47% em todo o mundo nos últimos 20 anos, mas nos Camarões baixou apenas 11%, passando de 680 para 600 mortes por 100 000 partos bem sucedidos [7].

Muitos estudos realizados nos países em desenvolvimento têm-se concentrado principalmente no controlo de dados quantificáveis que afectam a utilização dos CPN, como o número total de consultas, o horário das consultas e as caraterísticas das utilizadoras e não utilizadoras dos CPN [8-10] e os seus efeitos nos resultados da gravidez [11]. No entanto, a perspetiva está a mudar, passando de uma perspetiva de necessidade de qualquer serviço para uma perspetiva em que a qualidade é uma componente essencial da prestação de cuidados de saúde [12-14]. Aumentar a frequência dos CPN é bom, mas acompanhá-la de cuidados de melhor qualidade é ainda melhor.

Pouco se sabia sobre as percepções do público em geral no que diz respeito, por exemplo, às caraterísticas dos médicos e dos serviços de saúde; no entanto, o estudo das percepções dos consumidores em relação aos resultados comportamentais tem vindo a aumentar [15]. A utilização dos serviços de saúde tem sido associada a factores como a distância até ao serviço [3], a disponibilidade de equipamento e medicamentos, a formação dos profissionais de saúde [16] e factores intrínsecos à prestação de serviços específicos, como a constelação de serviços (a disposição e a disponibilidade de diferentes serviços na mesma unidade de saúde, de modo a que o cliente possa aceder a serviços de diagnóstico, preventivos e curativos na mesma unidade de saúde), comodidades e relações interpessoais [17].De acordo com Baltissen *et al.* [18], os factores determinantes da qualidade percebida dos cuidados de saúde são: factores atribuíveis ao sistema de saúde, caraterísticas sociodemográficas dos utentes e variáveis da unidade de saúde. A satisfação do doente influencia a adesão ao tratamento e a relação com o prestador ou a unidade de saúde [17]. O modelo de Bruce, inicialmente utilizado no contexto dos métodos de contraceção, tem sido utilizado como modelo para avaliar outros serviços de saúde e pode ser resumido da seguinte forma "serviços de melhor qualidade geram uma utilização mais sustentada" pela comunidade que servem [14]. Com as recentes tendências para melhorar a qualidade da prestação de cuidados de saúde e não apenas o número de pessoas que recebem cuidados de saúde, torna-se importante avaliar esta qualidade dos cuidados. A qualidade dos cuidados de saúde é definida por Donabedian [19] como "o tipo de cuidados que se espera que maximize uma medida inclusiva do bem-estar do doente, depois de se ter em conta o equilíbrio dos ganhos e perdas esperados que acompanham o processo de cuidados em todas as suas partes". Por outras palavras, é o conceito ou processo que relaciona o resultado dos cuidados com a eficácia, a adesão e a continuidade dos cuidados [20].

A qualidade dos cuidados pode ser vista de três perspectivas diferentes: a do cliente (ou utente), a do prestador e a das partes interessadas. Um meio eficaz de avaliar a qualidade dos cuidados de saúde é através da avaliação das percepções dos utilizadores (ou doentes, ou clientes). A perceção de um doente sobre a qualidade do serviço está ligada à sua satisfação com o serviço prestado pela instituição [16]. Estas percepções ou perspectivas tornam-se ainda mais importantes quando têm de influenciar a instituição onde o doente deve procurar cuidados de saúde, quando existem opções. Normalmente, o doente dirige-se à instituição que considera mais competente na prestação de cuidados de saúde. Para o cliente, as dimensões mais importantes da qualidade são a competência técnica, as relações interpessoais, a acessibilidade e as comodidades.

A competência técnica refere-se às capacidades e ao desempenho efetivo dos prestadores de cuidados de saúde no que diz respeito a exames, consultas e outros procedimentos técnicos. A interação entre o prestador de cuidados de saúde e o doente inclui a categoria das relações interpessoais. A acessibilidade para o cliente significa que os serviços de saúde não estão limitados por barreiras como a geografia, o custo, a língua e o horário de funcionamento das instalações. Por último, as comodidades referem-se à perceção que o doente tem das instalações físicas ou estruturais dos cuidados de saúde, bem como dos materiais e equipamentos existentes nessas instalações [17].

1.2 Importância ou justificação do trabalho

A nível mundial, está a ser feito um esforço para reduzir a mortalidade materna em 75% até 2015, em relação a 1990. Este objetivo está incluído no quinto ODM [5]. Este objetivo foi adaptado nos Camarões para alcançar uma diminuição de 20% (dois quintos) neste período de tempo [21]. Os cuidados pré-natais, enquanto determinante importante da mortalidade materna e também da mortalidade perinatal, devem ser um dos pontos fulcrais para se conseguirem mudanças positivas que afectem os números da mortalidade materna. Tendo em conta os números actuais, é necessário melhorar urgentemente o aspeto da qualidade dos CPN.

Num país vizinho da África subsariana, a Nigéria, estão em curso estudos para avaliar a qualidade dos serviços de cuidados de saúde pré-natais, a fim de identificar e corrigir deficiências, utilizando as perspectivas dos utentes [14]. As perspectivas dos utilizadores fornecem informações valiosas sobre o grau em que as suas expectativas e necessidades são satisfeitas. A avaliação da qualidade dos cuidados a partir da perspetiva do doente é apoiada pela noção de que a qualidade está nos olhos de quem a vê, o que influenciará fortemente a aceitação e a utilização sustentada, bem como o cumprimento e, em última análise, o resultado dos cuidados. As perspectivas dos utentes podem identificar lacunas no pacote de prestação de cuidados de saúde que o prestador pode não notar para melhorar a qualidade. Recomendou-se que as opiniões das mulheres grávidas sobre a qualidade fossem respeitadas e integradas na elaboração de políticas pelos decisores do sector da saúde [22].

Este estudo beneficiará os decisores políticos da nossa região (serviços do Distrito de Saúde), fornecendo uma plataforma sobre a qual basear as reformas na qualidade dos cuidados nos diferentes centros de saúde a partir das percepções dos seus clientes.

1.3 Declaração do problema

Numa sociedade em que os serviços de saúde são prestados a diferentes níveis e em muitas infra-estruturas de cuidados de saúde diferentes, a escolha de um cliente em relação a uma determinada infraestrutura está sujeita à sua experiência e/ou expectativas. Relativamente aos cuidados pré-natais, verificou-se na Nigéria que 12% das mulheres recebiam simultaneamente cuidados em mais do que uma unidade de saúde [14]. Nestas situações, em que as mulheres têm acesso a mais do que uma unidade de saúde, a perceção da qualidade dos cuidados torna-se a principal variável de decisão que afecta a sua escolha da unidade de saúde. Isto foi demonstrado noutro estudo realizado na Nigéria [23], que mostrou que, em comparação com o acesso e o custo, a qualidade percebida dos cuidados prestados pelas mulheres grávidas tinha maior influência na sua seleção do serviço pré-natal quando existiam opções.

A participação nos CPN é também influenciada por factores sociodemográficos, como a proximidade da clínica [24], problemas de transporte e enfermeiros pouco amistosos [25]. No entanto, os factores sociodemográficos desempenham um papel controverso na perceção dos cuidados de saúde e o seu impacto pode variar de reduzido a significativo. Este facto foi demonstrado num estudo realizado no Quénia, onde, contrariamente às expectativas de , 18% das mulheres não visitaram a clínica mais próxima [10], o que evidencia o duplo papel da distância.

No Distrito Sanitário de Buea, os serviços de cuidados pré-natais são prestados em todos os 9 centros de saúde públicos nele contidos e também num punhado de instituições de saúde privadas e religiosas e no Hospital Regional. Os dados dos registos do centro de saúde de Buea Town mostram que recebem nas suas clínicas de cuidados pré-natais clientes que residem fora da área de saúde de Buea Town, noutras áreas de saúde que têm um centro de saúde integrado que também oferece serviços de cuidados pré-natais. A consequência desta migração entre áreas de saúde para procurar serviços de ANC é a subutilização do centro de saúde de onde a utente sai. Sem a utilização de um centro de saúde, há uma redução das suas receitas, a estrutura não é bem mantida, os trabalhadores ficam desmotivados e os utentes não são encorajados a frequentar o centro de saúde e o ciclo continua.

Como explicado acima, o principal fator que causa esta migração de clientes não é necessariamente a distância, mas a perceção de uma melhor qualidade dos cuidados no outro centro de saúde. Se for este o caso, então devem ser adoptadas medidas para, em primeiro lugar, avaliar e depois melhorar a qualidade dos cuidados nos centros de saúde, de modo a manter os seus clientes e garantir a sua utilização. Para isso, é necessário avaliar as percepções das mulheres grávidas (neste caso, as utentes) sobre o que são cuidados de boa e má qualidade. Sabe-se que estas percepções variam porque as mulheres grávidas não são um grupo homogéneo [26]. Deste modo, seria lançada uma base sobre a qual se poderia construir a melhoria dos cuidados de saúde com serviços de melhor qualidade.

1.4 Questões de investigação

As perguntas seguintes foram utilizadas para definir os objectivos da investigação.

1) Numa população de mulheres grávidas que frequentam os CPN num centro de saúde público do Distrito Sanitário de Buea, qual é a proporção de mulheres grávidas que frequentam os CPN num centro de saúde dentro e fora da sua respectiva área de saúde?
2) Numa população de mulheres grávidas que frequentam os CPN num centro de saúde público do distrito sanitário de Buea, quais são as razões que afectam a sua escolha do local de CPN?
3) Numa população de mulheres grávidas que frequentam os CPN num centro de saúde público do distrito sanitário de Buea, quais são as suas percepções dos CPN?

1.5 Questões de investigação

1.5.1 Objetivo geral

Determinar as razões que afectam a escolha do local de ANC pelas mulheres grávidas e avaliar as suas opiniões sobre os ANC prestados no Distrito Sanitário de Buea.

1.5.1 Objectivos específicos

1) Determinar a proporção de mulheres grávidas que frequentam os CPN dentro e fora das suas respectivas áreas de saúde de captação no Distrito Sanitário de Buea.

2) Identificar as razões que influenciam a escolha do local de ANC por parte destas mulheres.

3) Determinar as percepções destas mulheres relativamente aos CPN.

4) Fornecer provas para o reforço e a melhoria dos serviços de ANC no Distrito Sanitário de Buea.

1.6 Hipóteses de investigação

1) Algumas mulheres grávidas frequentam um local de ANC fora da sua área de saúde.

2) A razão mais comum que afecta a escolha do local de ANC pelas mulheres grávidas é a proximidade da sua casa.

3) As mulheres grávidas têm percepções diferentes sobre a qualidade dos CPN.

1.7 Âmbito da investigação

O estudo centrar-se-á apenas na perspetiva do utilizador do ANC, embora existam outros braços para as perspectivas, ou seja, a do prestador e a do decisor político. O estudo também se restringirá aos centros de saúde públicos do distrito sanitário, isentando assim o Hospital Regional e outros centros de saúde privados e confessionais. Isto foi feito numa tentativa de usar instalações com o mesmo pacote mínimo de actividades como base de comparação, excluindo ao mesmo tempo factores de confusão suportados pela inclusão das referidas instalações de saúde.

CAPÍTULO DOIS: REVISÃO DA LITERATURA

2.1 Definição de ANC

Os cuidados pré-natais (ANC) ou cuidados pré-natais (PNC) referem-se a todos os cuidados prestados a uma mulher grávida durante toda a gravidez até ao momento em que entra em trabalho de parto. Trata-se de uma parte importante da medicina preventiva, com os seguintes objectivos: manter a saúde da mãe no corpo e na mente, antecipar as dificuldades e complicações do parto, assegurar o eventual nascimento de um bebé saudável e ajudar a mãe a cuidar do recém-nascido [2].

2.2 História do ANC

Os primeiros relatos de ANC tiveram origem em França, no século XIX, onde o hospital La Salpetriere tinha uma ala especial para mulheres grávidas. Em 1892, Mme Becquet abriu o primeiro refúgio para mulheres grávidas abandonadas em Paris e os seus bebés eram alegadamente mais finos e maiores do que os de outras mulheres que trabalhavam até ao parto. A sensibilização para a saúde das mães e das crianças na Grã-Bretanha foi inicialmente motivada pela falta de recrutas saudáveis para a Guerra dos Bóeres na África do Sul, de 1899 a 1902 [27]. O primeiro modelo que estabeleceu uma norma mínima para o ANC foi elaborado em 1929 e consistia em várias visitas a um médico de clínica geral (GP). Este facto foi reforçado pela constatação, em 1963, de que a taxa de mortalidade perinatal parecia ser mais baixa para as mulheres que frequentavam os CPN entre 10 e 24 vezes durante a gravidez. Esta tendência continuou com uma maior ênfase na mortalidade materna e perinatal, sem sempre sublinhar a necessidade de segurança de todos os procedimentos ou intervenções para todas as mulheres. No entanto, o acompanhamento das consultas entre os profissionais de saúde era problemático, o que levou ao aparecimento de cartões de mão pelas mulheres para o registo contínuo das suas consultas.

Em 1958, o ultrassom trouxe uma nova dimensão para o ANC; a capacidade de "ver" o útero grávido. Esta nova intervenção foi rapidamente integrada no pacote de ANC devido à sua vantagem dupla: garantia para a mãe de que o seu "bebé" está vivo e informação de diagnóstico para o médico.

2.3 Tipos de contextos de cuidados pré-natais

Há uma variedade de locais onde uma mulher pode receber ANC:

- No hospital onde vai dar à luz
- Das parteiras comunitárias de um centro de saúde
- Na sua própria casa, onde a parteira ou o médico a visitam
- Noutro hospital, onde pode haver instalações especiais, por exemplo, um hospital

para diabéticos.

- "Cuidados partilhados", em que as consultas são divididas entre um médico e parteiras comunitárias.
- De parteiras tradicionais (TBA), o que é muito comum especialmente nas comunidades africanas que aderem muito à sua herança cultural [8, 28].

A presença de pessoal qualificado (qualquer pessoa com conhecimentos clínicos e com a formação e o equipamento necessários para o tratamento da gravidez e das suas complicações; parteira, enfermeira com formação em parteira ou médico) no momento do parto é importante para melhorar os resultados maternos [5, 29, 30]. As parteiras tradicionais não estão incluídas nesta definição porque não possuem as competências necessárias para diagnosticar e/ou gerir as complicações agudas da gravidez [8]. No entanto, foram identificadas barreiras como a longa distância até à unidade de saúde, os custos dos serviços, a adesão aos costumes e a perceção de baixa qualidade nos centros de saúde [31], que levam as mulheres a recorrer às parteiras tradicionais para obter assistência nos serviços de parto. Por conseguinte, foram envidados esforços nos países em desenvolvimento para formar as parteiras tradicionais em conceitos modernos sobre cuidados de maternidade, centrados nos cuidados pré-natais, num parto seguro e limpo, no planeamento familiar, na identificação e no encaminhamento precoce das complicações da gravidez [32, 33], embora estes esforços tenham registado diferentes graus de sucesso. Nos Camarões, 85% das mulheres foram assistidas pelo menos uma vez durante a gravidez por pessoal qualificado em 2011 [7].

2.4 Objetivo da ANC

Tal como foi referido anteriormente no documento da OMS e da UNICEF de 2003 [1], o ANC representa uma oportunidade para uma série de coisas que incluem:

- Prevenir, detetar e tratar os factores que afectam negativamente a saúde da mãe e do bebé.
- Aconselhar, tranquilizar, educar e apoiar a mulher e a sua família.
- Para lidar com os "pequenos males" da gravidez.
- Fazer um exame de saúde geral.

2.5 Quantas visitas

Anteriormente, as mulheres frequentavam uma média de 10 consultas de ANC, seguindo um esquema semelhante ao do quadro 1. Este esquema pode ser aumentado se a gravidez da mulher for considerada de maior risco de morbilidade, consoante o caso.

Em 2001, a OMS publicou as conclusões de um ensaio controlado e aleatório de um novo modelo de ANC e efectuou também uma revisão sistemática de outros ensaios aleatórios que analisaram a eficácia de um modelo alternativo de ANC concebido para fazer face às limitações da escassez de recursos humanos e financeiros no mundo em desenvolvimento [1, 13].

Quadro 1: Horário das consultas de ANC

Gestational age	frequency	Number
20-32	Once every 4 weeks	4
32-36	Once every 2 weeks	2
36-term (40weeks)	Once every week	4
Total		10

Este novo modelo de cuidados pré-natais, designado por "Focused Antenatal Care (FANC)", separa as mulheres grávidas em dois grupos: as que provavelmente apenas necessitarão de cuidados pré-natais de rotina, ou seja, as grávidas de baixo risco (cerca de 75% da população total de mulheres grávidas), e as que têm problemas de saúde específicos ou factores de risco que exigem cuidados especiais, ou seja, as grávidas de alto risco (25% das mulheres grávidas). O termo gravidez de alto risco refere-se a uma gravidez que está associada a uma potencial morbilidade e mortalidade para a mãe ou para o feto, ou para ambos. Algumas condições que tornam uma gravidez de alto risco são descritas no Quadro 2 abaixo. Para o primeiro grupo, o modelo FANC recomenda quatro consultas específicas a partir da décima segunda semana de gravidez ou antes dela, seguidas de mais consultas na 26ª, 32ª e 38ª semanas (com consultas adicionais caso surjam condições que exijam cuidados especiais). As diretrizes da OMS estipulam que "só devem ser realizados exames e testes que tenham um objetivo imediato e que tenham provado ser benéficos" [1]. Os resultados dos estudos acima referidos não revelaram quaisquer diferenças significativas entre o modelo de CPN padrão e o modelo de CPNF em termos de anemia grave, pré-eclâmpsia, infecções do trato urinário (ITU) e baixo peso à nascença (BPN). Estes resultados foram reproduzidos num estudo camaronês efectuado por Ngowa e colaboradores [34] no Hopital Gynaeco-Obstetrique et Paediatrique de Yaounde, onde não se observou qualquer diferença estatisticamente significativa entre os dois modelos em termos de pré-eclampsia, taxa de C/S, malária, morte materna, BPN e taxa de nados-mortos.

No entanto, este novo modelo já existia na sociedade camaronesa como a Abordagem de Alto Risco aos CPN desenvolvida por Nasah [35]. Isto implicava o rastreio de mulheres grávidas para factores de risco (como na Tabela 2) e a reserva de mulheres com gravidezes de alto risco para CPN especializado em hospitais, enquanto o resto das mulheres com gravidezes normais (ou gravidezes de baixo risco) beneficiarão de CPN básico fornecido por parteiras nos centros de saúde (ou TBAs e Agentes Comunitários de Saúde nas zonas rurais). Uma gravidez de alto risco é aqui definida como aquela em que a mãe e o feto correm um risco de morte ou morbilidade durante a gravidez, o parto ou até 42 dias após o parto. [36]

2.6 Conteúdo das visitas

A consulta de ANC é, em termos básicos, como qualquer outra consulta médica e deve, portanto, consistir em pelo menos três etapas: história, exame e investigações. Estas actividades são espaçadas e cronometradas de modo a que apenas as intervenções que afectam o bem-estar materno e fetal num determinado período sejam realizadas nessa altura. Para todas as mulheres que frequentam os CPN, a sua primeira consulta (efectuada por volta das 8-12 semanas), designada por consulta de marcação, é a mais rigorosa, pois contém informações importantes que serão utilizadas para individualizar os seus cuidados! As visitas seguintes destinam-se ao acompanhamento e à realização de intervenções especiais durante a gravidez, consoante o caso.

2.6.1 A visita de marcação

Isto permite avaliar o risco e colocar a mulher nos grupos de baixo ou de alto risco, o que determinará o padrão de visitas e a intensidade do seu acompanhamento.

Quadro 2: Condições que tornam uma gravidez de alto risco

Medical condition	Past obstetric history	Present pregnancy
Cardiac disease (including hypertension	Recurrent miscarriage	Maternal age >40years or teenagers
Endocrine disease (diabetes, goitre)	Antepartum or postpartum haemorrhage on 2 occasions	Grand multiparity
Renal disease	Pre-eclamsia or eclamsia	Obesity (BMI ≥30kg/m²)
Anaemia	Stillbirth or neonatal death	Underweight(BMI ≤18 kg/m²)
Epilepsy	Uterine surgery	Smoking and alcohol intake
Severe asthma	Child with congenital abnormality	HIV/HBV infection
	Low birth weight (≤ 2.5kg) or high birth weight (≥ 4.5kg)	Multiple pregnancy

Fonte: Diretrizes Clínicas NICE, março de 2008 [37]. (IMC: Índice de Massa Corporal, VIH: Vírus da Imunodeficiência Humana, VHB: Vírus da Hepatite B)

2.6.1.1 *Confirmação e datação da*

Uma combinação de sintomas presuntivos (náuseas matinais, fadiga, polaquiúria) e de sinais (amenorreia, alterações mamárias, estrias gravídicas) e um teste de gravidez positivo no soro ou na urina é geralmente suficiente como prova de gravidez. Em seguida, a gravidez tem de ser datada com exatidão, de modo a permitir o cálculo da data prevista do parto (EDD) e a programação dos testes de diagnóstico. A regra de Naegele permite calcular a DPP a partir do primeiro dia do último período menstrual (DUM). A regra é a seguinte:

EDD = (primeiro dia da DUM) +7 dias) - 3 meses

No entanto, esta regra pressupõe um ciclo menstrual regular de 28 dias, a ovulação no 14º dia e uma recordação exacta da DUM por parte da mulher. Para ultrapassar estes obstáculos, é efectuada uma datação por ecografia entre as 15 e as 16 semanas de gestação. A idade fetal é calculada com exatidão através do comprimento crânio-nádega, do diâmetro biparietal e do comprimento do fémur, representados em gráficos de biometria fetal normalizados. Além disso, a imagiologia permite a deteção de gravidezes múltiplas e de abortos que, de outra forma, não seriam detectados.

2.6.1.2 *O histórico de reservas*

A história da mulher revelará os factores de risco e permitirá ao médico planear o rastreio de potenciais complicações que possam surgir.

- História demográfica; idade, origem étnica, profissão.
- Antecedentes médicos e cirúrgicos; condição médica crónica como hipertensão, efeito teratogénico da medicação, risco de perturbação da placenta como tromboembolismo.
- Antecedentes obstétricos; complicação anterior que pode repetir-se, C/S anterior.
- Antecedentes ginecológicos: aborto espontâneo, infertilidade, cirurgia como miomectomia ou biópsia de cone e infecções anteriores.
- Historial familiar; condições que predispõem a complicações, por exemplo, diabetes gestacional em mulheres com um historial familiar de diabetes mellitus de tipo II.
- História social; procura conhecer a exclusão, os estados depressivos e a associação do álcool e do tabaco com a sua conhecida teratogenicidade.

2.6.1.3 *O exame de reserva*

O regime anterior de um exame físico completo foi abandonado devido à sua falta de valor na deteção de patologia significativa na ausência de sintomas focais. No entanto, justifica-se um exame dos principais sistemas orgânicos (cardiovascular, respiratório e genitourinário). Os exames efectuados são:

> Medição da altura e do peso para calcular o índice de massa corporal (IMC). Existe um risco de restrição do crescimento nas mulheres com baixo IMC e de complicações obstétricas (pré-eclâmpsia e diabetes gestacional) nas mulheres obesas.

> Medição da tensão arterial.

> Exame abdominal para reconhecer cicatrizes cirúrgicas e registar o tamanho do útero.

> Exame de urina com cultura ou teste de vareta na urina do jato médio para detetar bacteriúria assintomática (nitratos positivos na vareta). Se não for detectada, pode levar a pielonefrite e predispor à perda da gravidez e ao parto pré-termo.

2.6.1.4 *Investigações de reserva*

Alguns problemas de saúde estão associados a resultados adversos na gravidez e alguns deles são potencialmente evitáveis se forem diagnosticados precocemente. Por conseguinte, são propostos vários testes de "rastreio" no momento da marcação, a fim de gerir estas doenças, caso surjam.

* Hemograma completo: permite detetar anemia e trombocitopenia (contagem baixa de plaquetas). A anemia é, na sua maioria, anemia por deficiência de ferro (ADF), com uma prevalência em mulheres grávidas estimada em 52% nos países não industrializados, por oposição a 23% nos países industrializados [38]. A anemia na gravidez está associada a consequências fetais e maternas, como se mostra no quadro 3. A trombocitopenia, por seu lado, predispõe à doença tromboembólica.
* Agrupamento sanguíneo e anticorpos dos glóbulos vermelhos: isto facilita o processo de cruzamento, se necessário, e a identificação das mulheres que são negativas para o anticorpo rhesus, para que lhes possa ser administrado anti-D mais tarde durante a gravidez (28 e 34 semanas). Isto irá compensar as complicações devidas à iso-imunização, como a hemorragia anteparto e a doença hemolítica do recém-nascido.
* Rastreio de doenças infecciosas: A rubéola, a hepatite B e a sífilis estão associadas a malformações congénitas graves e a atraso mental e podem ser transmitidas verticalmente da mãe para o feto. As mulheres não imunizadas contra a rubéola devem receber a vacina após a gravidez atual (e evitar a gravidez durante 3-4 meses) e evitar contactos infectados. Deve ser dada imunização passiva e ativa aos bebés que nascem com hepatite B. A transmissão da sífilis é evitada com antibióticos.

* Rastreio do VIH: este rastreio é oferecido a todas as mulheres e não apenas às que estão em risco e os casos positivos são introduzidos no protocolo de prevenção da transmissão mãe-filho (PTV) que visa reduzir as possibilidades de infetar o recém-nascido. A MTCT representa 5-10% do total das vias de transmissão do VIH. O protocolo inclui agentes anti-retrovirais, planeamento do parto e educação sobre alternativas ao aleitamento materno.

Outros testes de despistagem: Estes outros testes são efectuados em diferentes locais, de acordo com as medidas locais em vigor. Nos países mediterrânicos e africanos, podem ser efectuados estudos da hemoglobina para detetar portadores de hemoglobinopatias como a talassemia e a doença das células falciformes. Pode considerar-se a realização de esfregaços cervicais e vaginais nas mulheres com anomalias do colo do útero durante o exame ou nas mulheres que já tenham feito uma citologia cervical para despistar o cancro do colo do útero.

Quadro 3: Consequências fetais e maternas da anemia na gravidez

Maternal	**Foetal/placental**
Reduced blood reserves	Foetal programming
Cardiovascular strain	Premature contractions
Fatigue	Amnion rupture
Reduced immunity	Growth retardation
Deranged thermoregulation	Diseases of the new born
Higher risk of blood transfusion	Prematurity
Low maternal performance	Abnormal trophoblast invasion

Source: Kumar [38]

2.6.2 Visitas de acompanhamento

Estas são as restantes visitas que a mulher fará à clínica pré-natal antes de dar à luz. Normalmente, são necessárias mais consultas nas primeiras gravidezes para monitorizar o desenvolvimento de doenças como a pré-eclampsia, que pode progredir rapidamente para envolver convulsões (eclampsia). Isto deve-se ao facto de esta doença implicar um risco acrescido de morte fetal e de parto prematuro.

As consultas de acompanhamento constituem um novo espaço de comunicação com a mãe, através do rastreio contínuo de eventos de alto risco e da educação para a saúde. As visitas incluem:

- Inquérito sobre o bem-estar materno e os movimentos fetais (a partir das 24 semanas)
- Medição da tensão arterial (para despiste de doenças hipertensivas)
- Análise de urina para deteção de proteínas, sangue e glucose (para detetar infecções, pré-eclâmpsia e diabetes gestacional)
- Controlo do edema, especialmente das mãos e da face, e/ou medição do peso.
- Palpação abdominal para a medição da altura do fundo do útero, que deve ser traçada de modo a detetar alterações anormais do tamanho do útero (volume do licor).
- Auscultação abdominal do coração do feto logo a partir das 16 semanas com um aparelho de ultra-sons chamado sonicaide.
- Repetição do hemograma às 28 e 36 semanas.
- A partir das 36 semanas, a posição do feto (longitudinal, transversal ou oblíqua), a apresentação (cefálica ou pélvica) e o grau de envolvimento da parte apresentadora são avaliados. Estes elementos contribuem para o planeamento do parto.

No entanto, algumas intervenções são abordadas durante os CPN, como a suplementação com ferro e ácido fólico e o tratamento preventivo intermitente da malária no segundo trimestre , especialmente em regiões endémicas como a África subsariana. O diagnóstico por imagem pode ser aplicado ao longo da gravidez, conforme o caso, para detetar anomalias fetais e defeitos congénitos. Baseiam-se sobretudo nos princípios da ecografia e são utilizados principalmente em centros especializados.

2.7 Educação para a saúde

Este é um dos aspectos mais importantes do ANC oferecido à mulher. As mulheres e os seus parceiros têm de ser devidamente informados sobre todos os aspectos da sua condição, para que possam tomar decisões informadas sobre os seus cuidados [37]. A educação que estas mulheres recebem deve incidir sobre todos os aspectos, desde mudanças de estilo de vida, dieta e suplementação de vitamina D, exercício físico, doenças menores da gravidez, amamentação, todos os componentes do ANC e os principais sinais de perigo da gravidez. A educação para a saúde tem sido considerada como não sendo apenas uma simples transferência de conhecimentos, mas uma educação em que as mulheres são ativamente capacitadas para o trabalho de parto, o parto e a parentalidade [39].

A informação sobre o estilo de vida deve incluir a cessação do tabagismo, o consumo de álcool e a utilização de drogas, especialmente os remédios tradicionais. Uma alimentação saudável e regular, rica em proteínas, é benéfica para a mulher. A higiene deve ser respeitada para evitar infecções que afectam o metabolismo materno. As mulheres devem também ser encorajadas a tomar suplementos de vitamina D, especialmente se estiverem sempre em casa.

O exercício físico é muito importante durante a gravidez para manter a mãe ativa. Embora se evite o exercício extenuante, as mulheres são aconselhadas a praticar regularmente exercícios ligeiros. A gravidez não deve ser a razão pela qual uma mulher não deve sequer varrer a sua própria casa! Podem ser ensinados às mulheres exercícios para o pavimento pélvico que fortaleçam o seu pavimento pélvico. Foi demonstrado que o exercício reduz o risco de parto pré-termo [40].

A gravidez é um novo estado na fisiologia da mulher, ao qual o seu corpo tem de se adaptar. Esta adaptação pode, por vezes, ser problemática para algumas mulheres. As alterações que a mulher nota são designadas por "doenças menores" ou problemas e não são de modo algum perigosas para a mãe (embora incómodas) e podem ser tratadas com métodos simples. Algumas destas condições são: dores de costas, azia, obstipação, varizes, hiperémese gravídica, inchaço das pernas, síndrome do túnel cárpico, incontinência urinária, candidose vaginal, dores de cabeça, seios doridos, fadiga, insónias, cãibras nas pernas e estrias (striae gravidarum).

As mulheres também têm de saber que existem alguns "sinais de alerta" na gravidez que exigem uma ação imediata. Estes sinais de perigo têm de ser ensinados a estas mulheres numa fase inicial das suas consultas de ANC. Num estudo efectuado na Tanzânia por Pembe *et al.* [41], duas em cada cinco mulheres (42%) não foram informadas dos sinais de perigo da gravidez e, das que foram informadas, lembravam-se de menos de metade desses sinais (os sinais de perigo) na entrevista de saída. Estes sinais de perigo são: hemorragia vaginal, dores de cabeça fortes ou visão turva, dores abdominais fortes, mãos e rosto inchados, febre, paragem ou diminuição dos movimentos do bebé, cansaço excessivo e/ou falta de ar. Estes sinais têm de ser repetidamente recordados às mães, bem como explicações adequadas sobre o seu tratamento imediato ou encaminhamento, para que, caso ocorram, as mulheres possam procurar ajuda atempadamente.

Os CPN são, por conseguinte, uma intervenção importante na gravidez para assegurar a melhoria da saúde materna e dos resultados da gravidez, envolvendo todos os exames, intervenções, investigações e avaliação de riscos, com base na história da mulher, que a beneficiarão a ela e ao feto. No centro deste processo está a informação (educação) dada para melhorar a compreensão da mulher sobre a gravidez. Por conseguinte, a garantia de que a informação está a ser recebida e o que influencia essa receção ajudará a formular melhores abordagens centradas na mulher para que esta possa tomar decisões informadas.

2.8 Percepções dos cuidados de saúde

2.8.1 Definição de Perceção

De acordo com o Dicionário Oxford, perceção significa "uma atitude ou compreensão baseada no que é observado ou pensado". Isto significa que um indivíduo é exposto a uma situação ou experimenta uma condição e desenvolve uma atitude em relação a essa experiência, adquirindo assim uma compreensão das implicações dessa experiência.

A perceção dos consumidores sobre os cuidados de saúde tem sido um conceito cada vez mais estudado nas últimas décadas [15, 18 19, 42]. Os consumidores de cuidados de saúde, ou seja, os doentes ou clientes, desenvolvem atitudes e comportamentos após o contacto com os serviços de saúde em todos os aspectos. Na maioria dos casos, a perceção tem sido associada à perceção da qualidade dos cuidados prestados nestas instituições de saúde e dos seus resultados, o que constitui um motivo de preocupação. No entanto, é importante começar por compreender as diferentes dimensões das percepções estudadas até à data.

2.8.2 A perceção dos cuidados de saúde pode ser medida?

Esta questão tem sido encarada de forma diferente por vários autores. Embora exista algum consenso quanto ao facto de as percepções poderem ser medidas e pesadas, o debate surge no sentido de saber até que ponto se pode confiar nelas para as tornar significativas e mesmo úteis. Foram descritos dois aspectos relacionados com a perceção no domínio dos cuidados de saúde:

Por um lado, existe o que se designa por perspetiva tecnocrática [43], que também se refere à perceção que o prestador de cuidados de saúde tem dos seus serviços. Trata-se da avaliação tecnológica e científica dos serviços de cuidados de saúde. É a "qualidade observada dos cuidados" [43] e tem sido considerada como uma avaliação objetiva dos cuidados de saúde, uma vez que diz respeito a procedimentos científicos facilmente quantificáveis. Por exemplo, pode envolver a avaliação de uma unidade de saúde em termos do número de médicos disponíveis ou do número de enfermeiros e das suas qualificações académicas. Nesse caso, uma maior qualificação significará que existe uma melhor qualidade nessa unidade de saúde do que numa outra em que as qualificações são mais baixas ou em que existem mais enfermeiros assistentes do que enfermeiros registados. Esta é a perspetiva mais utilizada pelos decisores políticos na organização e reestruturação dos sistemas de saúde, de modo a permitir uma distribuição equitativa dos serviços nos diferentes centros de saúde e a possibilitar a estratificação dos centros de saúde aos níveis primário, secundário e terciário.

Por outro lado, no que se refere à perceção, existe a perspetiva leiga dos clientes ou a perceção que o doente tem dos cuidados de saúde [44]. Este tipo de perceção é mais subjetivo do que o anterior, uma vez que reflecte a medida que o inquirido faz da qualidade dos cuidados. Trata-se mais da relação interpessoal entre o cliente e o prestador de cuidados de saúde, bem como da interação com a estrutura de prestação de cuidados de saúde. A perspetiva do cliente pode ser afetada por vários factores, desde a própria estrutura de saúde até à personalidade do cliente no que respeita às suas expectativas em relação ao serviço de saúde. Andaleeb [45] propôs a capacidade de reação, a garantia, a comunicação, a disciplina e o "baksheesh" (dinheiro de suborno) como dimensões ou qualidade percebida pelos doentes no Bangladesh. Noutro estudo realizado no Burkina Faso [18], que modificou um estudo anterior realizado na Guiné por Haddad e colaboradores [46], derivou, através de uma análise fatorial, aspectos que demonstraram influenciar a perceção do cliente. Estes são:

- Aspectos interpessoais dos cuidados; compaixão pelos doentes, respeito pelos doentes, abertura aos doentes, honestidade, tempo dedicado aos doentes para lhes explicar a sua situação.

- Adequação dos recursos e serviços; adequação do equipamento médico, adequação das salas, adequação do pessoal e adequação dos profissionais de saúde para a saúde das mulheres.

- Prestação de cuidados de saúde; bons exames clínicos, boas capacidades de diagnóstico, qualidade dos medicamentos dispensados, recuperação dos doentes, prescrição de medicamentos, acompanhamento da recuperação dos doentes e remuneração dos serviços prestados.

- Acesso a serviços; distância até ao centro de saúde municipal, acesso a crédito e facilidade de obtenção de medicamentos.

2.8.3 A perceção do prestador ou a perceção do cliente para a elaboração de políticas de saúde?

À primeira vista, parece plausível que a perspetiva do prestador de serviços tenha precedência sobre a segunda, uma vez que é mais objetiva e exige um raciocínio mais construtivo. A perspetiva do cliente continua a ser objeto de debate. A perceção do cliente tem sido descrita como uma perceção subjectiva e dinâmica da medida em que os cuidados de saúde esperados são recebidos
[47] . Algumas partes interessadas consideram que se trata de um indicador significativo da qualidade dos serviços de saúde, uma vez que representa o resultado dos sistemas de prestação de cuidados de saúde, ou seja, o feedback dos consumidores. Recentemente, tem sido visto como uma parte indetetável da avaliação dos cuidados de saúde
[48] . Outros, porém, rejeitam a opinião do cliente como sendo demasiado subjectiva e preferem medidas mais objectivas de avaliação da prestação de cuidados de saúde [49].

No entanto, pode não existir uma escala superior na qual se possa basear para a elaboração de políticas. A perspetiva do cliente, embora subjectiva, pode ainda assim ser importante, pois pode ajudar o prestador a estabelecer padrões aceitáveis de serviços [45, 49, 50]. Por conseguinte, ambas as perspectivas são tão importantes para a elaboração de melhores políticas de saúde, que se centrem na estruturação e no equipamento das unidades de saúde para melhorar a competência técnica, bem como na adoção de medidas que melhorem a humanidade da prestação de serviços, tornando o sistema mais "amigo do doente".

2.8.4 A perceção pode mudar?

Já tínhamos referido anteriormente que a perceção de um indivíduo não é estática, mas é um processo dinâmico que se altera e modifica com os cuidados de saúde recebidos [47]. Calnan [44] explicou que, para alguns problemas de saúde, as expectativas desenvolvem-se durante o processo de prestação de cuidados de saúde e são revistas à luz da experiência ou do contacto frequente com o serviço. Assim, no caso das mulheres grávidas que frequentam os CPN numa determinada clínica, as suas percepções não são homogéneas, uma vez que tiveram diferentes taxas de exposição a este serviço específico. Assim, à luz do que discutimos até aqui, torna-se importante avaliar as suas percepções, o que pode dar uma ideia da qualidade da prestação do serviço e ajudar a melhorar a sua prestação.

CAPÍTULO TRÊS: MATERIAIS E MÉTODOS

3.1 Conceção do estudo

Trata-se de um estudo observacional, transversal e descritivo.

3.2 Área de estudo

O estudo foi efectuado no Distrito Sanitário de Buea, um dos 18 distritos sanitários da Região Sudoeste dos Camarões. Tem uma população estimada em 86.272 habitantes, dos quais cerca de 5% são mulheres grávidas [51].

O distrito sanitário tem um total de 25 unidades de saúde: 1 hospital regional, 8 centros de saúde públicos integrados, 3 enfermarias públicas, 1 unidade de saúde parapública, 2 centros de saúde confessionais e 10 estabelecimentos de saúde privados. Estas instalações estão distribuídas de forma desigual pelas 7 zonas sanitárias. Os serviços de cuidados pré-natais são prestados em todos os estabelecimentos de saúde públicos e em alguns dos estabelecimentos privados. Neste contexto, os estabelecimentos que registam um elevado número de pacientes têm dias fixos para os serviços de cuidados pré-natais, ao passo que os que registam um menor número de pacientes têm dias relativamente constantes para as consultas, em função do número de mulheres ao seu cuidado.

Para efeitos do estudo, concentrámo-nos nos centros de saúde públicos integrados que incluem: Buea Town, Bokwaongo, Molyko, Bonakanda, Bova, Bokova, centros de saúde de Muea e PMI (Prevention Maternelle et Infantile) na zona de saúde de Buea Road. Alguns dos centros têm uma rotação muito elevada de doentes, como os centros de saúde de PMI, Muea e Buea Town. Só estes centros de saúde representam cerca de dois terços (2/3) da população total do estudo. Os outros centros de saúde também foram visitados e as opiniões das mulheres foram recolhidas. O Hospital Regional foi omitido porque assumimos que algumas das mulheres que recebem podem ser casos de referência de unidades de saúde satélite para provável gestão de gravidezes de alto risco e, por conseguinte, não reflectem a livre escolha das mulheres grávidas.

Os centros de saúde são dirigidos por chefes de centro que são enfermeiras ou parteiras seniores, com exceção do centro de saúde de Muea que é dirigido por um médico.

3.3 População do estudo

A população-alvo do estudo foi constituída pelas mulheres grávidas que compareceram às consultas de ANC em qualquer um dos centros de saúde públicos integrados considerados durante o período do estudo. A amostragem foi efectuada nos respectivos centros de saúde, admitindo no estudo qualquer mulher que preenchesse os critérios de inclusão e que aceitasse participar no estudo após assinar o formulário de consentimento informado. O processo de consentimento informado consistiu em explicar às mulheres as finalidades, os objectivos e os procedimentos do estudo, responder às suas dúvidas e convidar as mulheres que aceitaram participar voluntariamente a assinar o documento de consentimento.

a) Critérios de inclusão
   - Mulheres que se apresentam para a segunda consulta ou para as consultas seguintes.
   - Mulheres com menos de 21 anos de idade para as quais foi obtido o consentimento de qualquer pessoa legalmente responsável presente.

b) Critérios de exclusão
   - Mulheres que se apresentam para a sua (primeira) consulta de marcação.

As mulheres que se apresentam para a sua primeira consulta foram excluídas pelo facto de não terem tido experiência neste centro de saúde em particular e, portanto, não terem ainda desenvolvido quaisquer impressões sobre os serviços oferecidos no centro de saúde.

3.4 Cálculo do tamanho da amostra

A dimensão da amostra do estudo foi calculada utilizando a fórmula para comparar proporções [52], partindo do princípio que 50% das mulheres estão satisfeitas com os CPN e que o erro de amostragem tolerado é de 5%.

$$\mathbf{N = (1{,}96)^2\, p\, (1\text{-}p) / d^2}$$

Em que N= dimensão mínima estimada da amostra

P= proporção de mulheres que estão satisfeitas com a qualidade dos cuidados

d= erro de amostragem tolerado

$\longrightarrow N = (1.96)^2\, 0.5\, (1 - 0.5) / 0.05^2$

A dimensão da amostra calculada foi de 384. Foram recrutadas mulheres para o estudo até este número ser atingido e a população final do estudo ser constituída por 385 inquiridos.

3.5 Período de estudo

O estudo foi realizado em duas fases: uma primeira fase que decorreu de novembro a dezembro de 2011 e uma segunda fase de maio a julho de 2012.

3.6 Recolha de dados

O instrumento utilizado para a recolha de dados foi um questionário semi-estruturado, administrado por um entrevistador, elaborado de acordo com o modelo concebido pela OMS para avaliar as percepções das mulheres sobre a qualidade dos cuidados de saúde [12,] e após a devida consulta sobre a conceção do questionário [53]. O questionário estava dividido em cinco secções:

A primeira secção incluía informações sociodemográficas que identificavam a residência da inquirida em relação ao seu atual local de ANC, a idade, o estado civil, o nível de escolaridade mais elevado e a profissão. Também foram incluídos o número de gravidezes (incluindo a atual e quaisquer abortos espontâneos), a idade gestacional atual e aquela em que iniciou as consultas.

A secção seguinte explorou as razões para a escolha do centro de saúde onde a mulher frequenta atualmente os CPN. Foram colocadas questões sobre o local onde ela frequentou os CPN na sua última gravidez e quaisquer razões para uma mudança, caso fosse diferente do seu local atual.

Os conhecimentos e as percepções das mulheres foram investigados na secção seguinte. Para tal, foram feitas perguntas às mulheres sobre a importância dos CPN, a altura correta para iniciar as consultas e o número total de consultas a realizar. Depois, foi pedido às mulheres que recordassem as actividades realizadas durante as consultas de CPN e, em seguida, foi-lhes perguntado diretamente se alguns tópicos pertinentes tinham sido discutidos com elas durante a educação para a saúde ou nas consultas. De seguida, as mulheres foram convidadas a classificar os serviços que receberam na unidade de saúde. Os serviços explorados foram a qualidade da receção, o conforto da sala de estar, a tolerância do tempo de espera na unidade de saúde, a competência do pessoal no que diz respeito aos cuidados prestados e aos exames efectuados, a interação do pessoal e, finalmente, a abrangência das conversas sobre saúde. Seguindo o conceito de que a perceção se expressa, em última análise, na satisfação com a prestação de cuidados de saúde [22], a satisfação geral foi investigada utilizando três perguntas-chave:

- Recorreria a este centro de saúde na próxima vez que estivesse grávida?
- Recomendaria este centro de saúde a um amigo?
- De um modo geral, está satisfeita com a forma como as suas consultas de ANC estão a decorrer agora?

Uma resposta afirmativa às três perguntas foi considerada como uma satisfação favorável. Se um inquirido respondesse "Não" ou "Não satisfeito" a qualquer uma das perguntas-chave, era considerado como não estando satisfeito com os cuidados prestados no centro de saúde.

A última secção era uma pergunta aberta em que se pedia às mulheres que dessem sugestões ou recomendações para melhorar os serviços prestados pela unidade de saúde, principalmente no domínio da prestação de cuidados pré-natais. As sugestões das mulheres foram tidas em consideração e contabilizadas para se chegar a temas sobre os quais foram feitas recomendações.

Os centros de saúde foram visitados nos respectivos dias de atendimento, tendo em consideração a densidade relativa de pacientes. No final da sessão clínica, o investigador principal explicou às mulheres o objetivo e o procedimento do estudo e obteve o consentimento escrito das mulheres que quiseram participar no estudo. As inquiridas foram entrevistadas individualmente, numa sala separada, longe do pessoal do centro de saúde. Isto foi feito numa tentativa de minimizar o risco de viés de cortesia.

O instrumento de recolha de dados foi inicialmente pré-testado, corrigido e validado duas vezes com dois grupos diferentes de mulheres grávidas que frequentavam o centro de saúde da cidade de Buea antes de ser aplicado no estudo.

3.7 Gestão e análise de dados

As respostas aos questionários foram introduzidas no software EpiInfo 7, num computador protegido por palavra-passe, limitando o acesso à informação dos questionários apenas à equipa de investigação. Os dados foram analisados com recurso ao Statistical Package for Social Sciences (SPSS).

Os dados sociodemográficos foram expressos utilizando estatísticas descritivas e médias (± Desvio Padrão) como medidas de tendência central. As idades foram agrupadas em classes de 5 anos. As mulheres foram também divididas em duas categorias relativamente ao número de gravidezes: as primíparas (primeiras gravidezes) e as que tinham duas ou mais gravidezes; o número de visitas foi dividido em dois (as que estavam na segunda visita e as que estavam em visitas subsequentes) e a escolaridade mais elevada foi estratificada em níveis de escolaridade baixos (nenhum e primário), médios (secundário e liceu) e altos (universidade e instituto profissional). As percepções sobre os conhecimentos de ANC e as classificações de qualidade dos serviços foram comparadas entre estes diferentes grupos utilizando o teste do Qui-quadrado para determinar associações e, quando este não era válido, foi utilizado o teste exato de Fisher. Para tal, foi utilizado um intervalo de confiança de 95% e um *valor de p* <0,05 para diferenças significativas. As actividades realizadas nos centros de saúde, os temas da educação para a saúde e os motivos da escolha do local atual de ANC ou da mudança de local em relação ao utilizado na gravidez mais recente foram contabilizados e representados em percentagem para os expressar por ordem de frequência.

A satisfação global foi avaliada através das respostas afirmativas às três perguntas-chave finais e foi associada às categorias de caraterísticas sociodemográficas utilizando o teste do Qui-quadrado com um IC de 95% e *um valor de p* <0,05 para diferenças estatisticamente significativas.

Por último, as recomendações feitas pelos inquiridos foram agrupadas e categorizadas de modo a destacar temas pertinentes. Estes, juntamente com os resultados do estudo, foram utilizados em conjunto para atingir o quarto objetivo específico (formular recomendações com base nos resultados do estudo).

3.8 Considerações éticas

A autorização para o estudo foi obtida a dois níveis. Foi obtida autorização ética do Conselho de Revisão Institucional (IRB) da Faculdade de Ciências da Saúde da Universidade de Buea; autorização administrativa da Delegação Regional de Saúde Pública da Região Sudoeste em Buea; e foi também obtida autorização dos Chefes de

Centro dos diferentes centros de saúde envolvidos no estudo, com o apoio destes últimos, antes de se avançar para o interrogatório das mulheres grávidas.

A confidencialidade das inquiridas foi respeitada, não as identificando nos questionários que lhes foram administrados e a base de dados em bruto foi protegida por uma palavra-passe. A informação obtida das mulheres não interferiu de forma alguma com a sua permanência nos centros de saúde que consultam. As mulheres beneficiaram de conhecimentos sobre os seus cuidados e de noções positivas sobre os CPN após a entrevista.

CAPÍTULO QUATRO: RESULTADOS

4.1 Caraterísticas dos inquiridos

Foram recrutadas para o estudo 385 participantes de um total de 399 mulheres que foram contactadas. Catorze mulheres não deram o seu consentimento e recusaram-se a participar no estudo, em parte porque não tinham tempo ou não queriam responder a quaisquer perguntas. As caraterísticas das participantes no estudo estão resumidas no quadro 4.

Quadro 4: Caraterísticas da população do estudo

Characteristic		n = 385	Percentage (%)	Mean ±SD
Age (years)	15 – 20	71	18.4	25.2 ±5.1
	21 – 25	157	40.8	
	26 – 30	98	25.5	
	31 – 35	42	10.9	
	36 – 40	17	4.4	
Marital Status	Married	272	70.6	
	Single	113	29.4	
Number of Pregnancy	1	152	40.8	
	2	102	26.5	
	3	58	15.1	
	4	42	10.9	
	≥5	16	6.8	
Number of visits	2	127	33.0	
	3	96	24.9	
	4	58	15.1	
	5	59	15.3	
	≥6	45	11.7	
Trimester at first visit (weeks)	First (1–12 weeks)	23	6.0	19.7 ±4.8
	Second (13–24 weeks)	306	79.5	
	Third (25–40+ weeks)	56	14.5	
Present Gestational age (weeks)	First (1–12 weeks)	0	0	30.3 ±5.6
	Second (13–24 weeks)	305	79.2	
	Third (25–40+ weeks)	80	20.8	

Educational level	Low	106	27.5
	Medium	202	52.5
	High	77	20.0

A maioria dos inquiridos tinha idades compreendidas entre os 21 e os 25 anos, sendo que 18,4% tinham 20 anos ou menos. Um terço das inquiridas era solteira. As gravidezes variavam entre 1 e 7, sendo que as mães de primeira viagem (primíparas) constituíam a população mais numerosa. A maioria das mulheres estava a fazer a sua segunda consulta e até 2 mulheres estavam na sua 9ª consulta. Muito poucas mulheres (6%) iniciaram as consultas no primeiro trimestre da gravidez e a idade gestacional na altura do estudo variava entre as 15 e as 41 semanas. A maioria das inquiridas tinha o ensino secundário (n= 141, 36,5%). As profissões das inquiridas eram variadas (figura 1), sendo a maior proporção constituída por estudantes (n = 87, 22,6%).

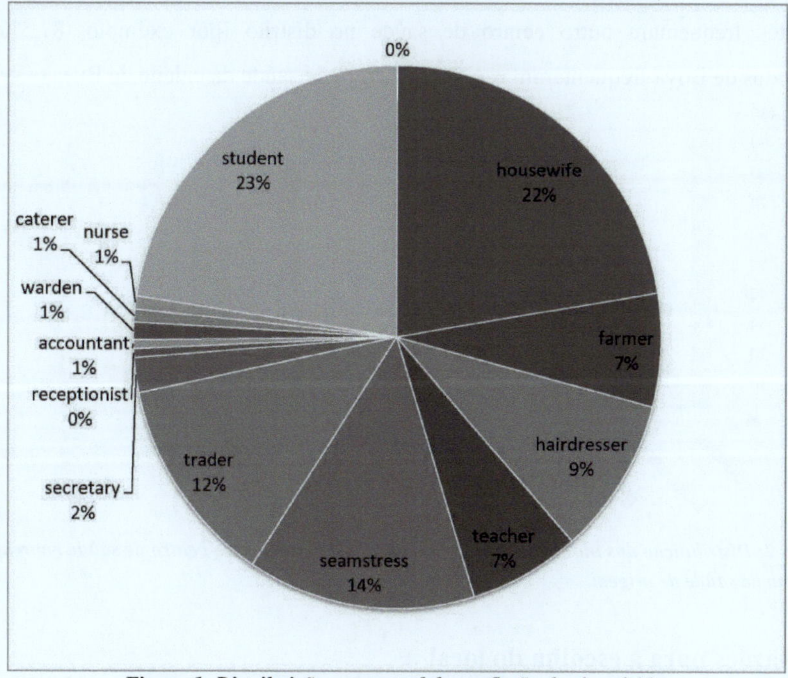

Figura 1: Distribuição percentual da profissão dos inquiridos

4.2 Residência e local da ANC

Os centros de saúde mais frequentados foram os de Buea Road (PMI, Prevention Maternelle et Infantile), Muea e Buea Town (32,5%, 26,2% e 19,2%, respetivamente). Entretanto, os centros de saúde de Bonakanda e Bova foram os menos frequentados (0,5% e 0,3%, respetivamente). Sessenta e nove vírgula nove por cento (69,9%) dos inquiridos realizaram os CPN no centro de saúde correspondente à sua área de saúde, enquanto 30,1% realizaram os CPN num centro de saúde diferente, fora da sua área de saúde de influência. As colunas azuis representam a proporção de inquiridos de uma área de saúde que frequentaram o seu centro de saúde (eixo x) e as colunas vermelhas representam os participantes que não frequentaram o seu centro de saúde, mas foram a outros centros de saúde. Assim, nota-se que apenas 18,5% e 12,5% dos inquiridos de Bokwaongo e Bova, respetivamente, frequentam os seus centros de saúde, enquanto os restantes frequentam outro centro de saúde no distrito (por exemplo, 87,5% dos inquiridos de Bova frequentaram o ANC no centro de saúde da cidade de Buea).

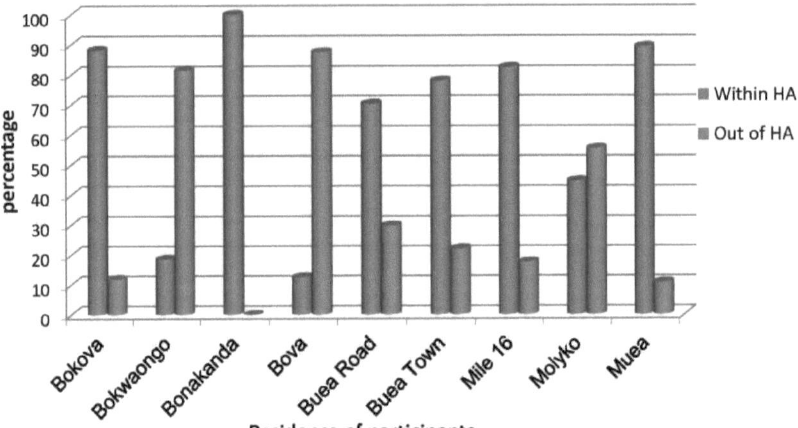

Figura 2: Distribuição dos inquiridos que frequentam um determinado centro de saúde em relação à sua área de saúde de origem.

4.3 Razões para a escolha do local

As razões dos inquiridos para comparecerem ao CPN nos seus respectivos centros de saúde são apresentadas na tabela 5 abaixo, por ordem do mais prevalecente para o menos prevalecente.

Quadro 5: Razões para a escolha do local de tratamento entre as mulheres grávidas no Distrito Sanitário de Buea

Reason	Frequency (%)
Accessible (near home)	36.71
Recommended	25.60
Treat well	15.48
Past experience	11.90
No particular reason	3.17
Not congested	2.58
Presence of doctor	1.98
Clean	1.79
Government structure	0.79
Far away (from home)	0.00

Entre as 228 inquiridas que frequentaram o serviço em gravidezes subsequentes (2 ou mais), uma ligeira maioria, 55,2% (n=127), mudou de local em relação ao que frequentava na gravidez mais recente. As razões para a mudança de local estão expressas na tabela 6.

Tabela 6: Razões para mudar de local de ANC anterior entre os inquiridos que frequentam o serviço pela segunda vez ou mais
pregnancies in the Buea Health District

Reason (for change of site)	Frequency (%)
Change of residence	51.25
Too far (from home)	19.01
Poor treatment at previous site	13.22
No particular reason	10.74
Child died	3.31
Expensive (financially)	1.65
Too near home	0.83

4.4 Percepções das mulheres grávidas

4.4.1 Conhecimentos sobre ANC

O conhecimento dos inquiridos sobre os CPN foi avaliado através de três perguntas. Noventa e nove por cento (99%) dos inquiridos afirmaram que os CPN eram importantes não só para a mãe, mas também para o bebé (feto). As outras duas perguntas referiam-se ao momento da primeira visita e ao número total de visitas e os inquiridos tinham de responder "1 a 3 meses", "4 a 6 meses", "7 a 9 meses" ou "não sei", por um lado, e "14", "mais de quatro", "tantas vezes quantas as indicadas" ou "não sei", por outro. Estas respostas foram comparadas com as caraterísticas sociodemográficas: estado civil (casados vs solteiros), grupos etários, número de gravidezes (primeira gravidez (primíparas) vs >2 gravidezes), número de consultas (segunda consulta vs consultas subsequentes) e níveis de escolaridade (baixo vs médio vs alto). Para tal, foi utilizado o teste exato de Fisher com um IC de 95% e um valor de p <0,05 para diferenças estatisticamente significativas. A Tabela 7 mostra esta comparação.

Tabela 7: Comparação das caraterísticas sócio-demográficas com o conhecimento do inquirido sobre quando iniciar o ANC e o número de consultas a efetuar.

	Socio-demographic characteristic	**Fisher's exact test (N=385) = x**	***p* -value**
When to start ANC	Marital status	2.22	0.55
	Age group	16.56	0.09
	Pregnancy number	10.23	0.46
	Number of visit	8.13	0.039*
	Educational level	7.69	0.27
How many visits to attend	Marital status	7.8	0.049*
	Age group	36.04	0.000*
	Pregnancy number	18.97	0.000*
	Number of visit	1.075	0.81
	Educational level	11.32	0.065

(* significa resultado estatisticamente significativo)

As mulheres que iam à segunda consulta tinham mais probabilidades de responder "1 - Smooths" como a altura para iniciar as consultas de ANC, enquanto as suas homólogas tinham mais probabilidades de responder "79 meses". As mulheres mais jovens e as primíparas eram mais susceptíveis de não saber quantas consultas devem fazer durante o período de consulta, em comparação com as mulheres mais velhas e as mulheres com 2 ou mais gravidezes, respetivamente. As mulheres solteiras eram mais susceptíveis de não saber quantas consultas deviam fazer do que as mulheres casadas.

4.4.2 Actividades realizadas no ANC

As respostas dos participantes sobre as actividades de rotina nas clínicas pré-natais revelam que o exame físico foi a atividade mais frequente e a menos frequente foi a vacinação. A Tabela 8 ilustra as diferentes frequências de menção das diferentes actividades do centro de saúde.

Quadro 8: Frequências de menção das actividades nos centros de saúde pelas mulheres grávidas no distrito sanitário de Buea

Activity	n = 385 (%)
Physical examination	373 (96.9)
Urine test	365 (94.8)
Blood test	353 (91.7)
Health education	322 (83.6)
Weighing	177 (46)
Drug provision	135 (35.1)
Registration	77 (20)
Vaccination	59 (15.3)

No que diz respeito à educação para a saúde, foi pedido às mulheres que mencionassem os temas que discutiram formalmente durante as suas conversas sobre saúde ou durante a consulta com os enfermeiros assistentes. A figura 3 mostra os diferentes temas abordados, sendo a higiene e a alimentação o tema mais abordado.

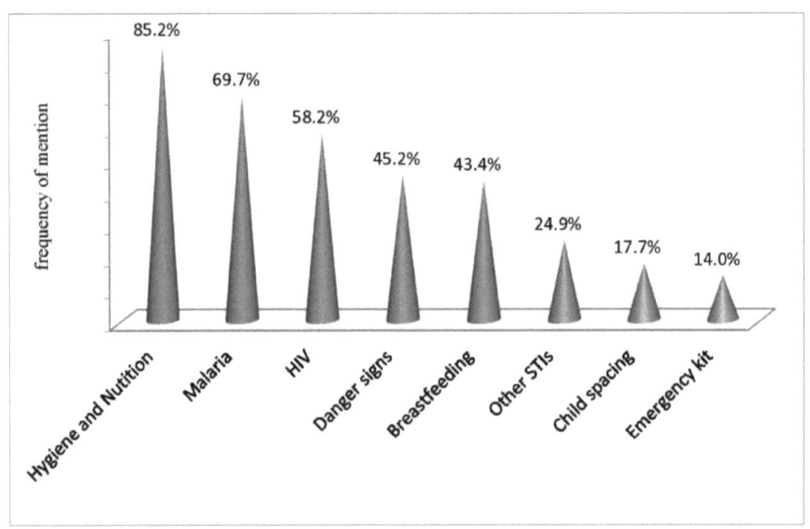

Figura 3: Tópicos de saúde discutidos com os inquiridos do estudo durante as visitas clínicas

4.4.3 Satisfação com os serviços prestados nos Centros de Saúde

Foi avaliada a satisfação dos inquiridos com alguns dos serviços prestados nos centros de saúde (receção, conforto da área de estar, tempo de espera, relação com o pessoal, competência do pessoal e abrangência das palestras sobre saúde). O nível de satisfação foi comparado com as caraterísticas sociodemográficas dos inquiridos, a fim de determinar em que medida estas últimas afectavam a satisfação.

4.4.3.1 *Estado civil*

Não foi observada qualquer significância estatística quando o estado civil dos inquiridos foi comparado com a satisfação dos diferentes serviços nos centros de saúde utilizando o teste exato de Fisher. *Os valores de p* e as estatísticas de teste correspondentes são apresentados na tabela 9.

Tabela 9: Valores de p dos diferentes índices de satisfação com o serviço em relação ao estado civil na população estudada

Services	Fisher's exact test	*p* - value
Reception	0.091	1.00
Sitting area comfort	0.842	0.89
Waiting time	4.357	0.21
Staff rapport	1.838	0.65
Competence of personnel	0.672	0.89
Health talks	5.43	0.14

4.4.3.2 *Grupos etários*

O teste exato de Fisher não demonstrou significância estatística entre os diferentes grupos etários (15 - 20, 21 - 25, 26 - 30, 32 - 35 e 36 - 40) e os serviços prestados nos centros de saúde. A Tabela 10 mostra os diferentes *valores de p* obtidos e as estatísticas do teste;

Tabela 10: Valores p dos diferentes índices de satisfação com o serviço em função dos grupos etários da população estudada

Services	Fisher's exact test	*p* - value
Reception	11.79	0.125
Sitting area comfort	15.99	0.14
Waiting time	13.34	0.304
Staff rapport	13.54	0.23
Competence of personnel	16.859	0.073
Health talks	13.052	0.288

4.4.3.3 *Grupos de grávidas*

Verificou-se uma associação estatisticamente significativa quando se compararam as inquiridas na sua primeira gravidez com as inquiridas na sua segunda ou mais gravidezes, em termos de índices de satisfação relativamente ao conforto da área de estar (F = 7,052; *p* = 0,04), à competência do pessoal (F = 8,92, *p* = 0,02) e à abrangência das palestras sobre saúde (F = 18,499, *p* = 0,000). As inquiridas na sua primeira gravidez têm maior probabilidade de expressar insatisfação com a competência do pessoal e estão igualmente insatisfeitas com as palestras sobre saúde que lhes foram dadas, ao contrário das suas homólogas que tendem a expressar observações mais satisfatórias nestes aspectos.

4.4.3.4 *Número de visitas no momento do estudo*

Não houve diferença estatisticamente significativa quando se comparou, através do teste exato de Fisher, as classificações de atendimento das mulheres na segunda consulta e nas consultas seguintes. Os valores foram: receção (F = 0,213; *p* = 0,932), conforto da área de estar (F = 1,956; *p* = 0,65), tempo de espera (F = 4,37; *p* = 0,184), relacionamento com o pessoal (F = 5,385; *p* = 0,127), competência do pessoal (F = 8,873; *p* = 0,078) e palestras sobre saúde (F = 4,94; *p* = 0,176).

4.4.3.5 *Nível de ensino*

Verificou-se uma notável e importante significância estatística, através do teste exato de Fisher, em relação a todas as classificações de serviço, exceto no aspeto do tempo de espera. A Tabela 11 expressa estes resultados.

Quadro 11: Valores p dos diferentes índices de satisfação com o serviço em função do nível de escolaridade dos inquiridos na população estudada

Services	**Fisher's exact test**	***p* - value**
Reception	14.44	0.000
Sitting area comfort	23.59	0.000
Waiting time	5.97	0.39
Staff rapport	20.205	0.005
Competence of personnel	20.102	0.000
Health talks	32.365	0.000

As mulheres com um nível de escolaridade elevado têm mais probabilidades de estar "apenas satisfeitas" com a receção do que as mulheres com um nível de escolaridade baixo que estão "muito satisfeitas". A possibilidade de ficarem "muito satisfeitas" com a área de estar é a menor e ficaram "apenas satisfeitas" ou "nada satisfeitas" com a relação com o pessoal. Os inquiridos com um nível de escolaridade baixo tendem a estar muito satisfeitos com a competência do pessoal e também classificaram as palestras sobre saúde como muito satisfatórias, em nítido contraste com os inquiridos com um nível de escolaridade mais elevado, que têm muito mais probabilidades de não estarem satisfeitos com as palestras sobre saúde.

4.4.4 Satisfação global

A maioria das mulheres estava satisfeita com os cuidados que lhes foram prestados nos diferentes centros de saúde, estando 67,5% "muito satisfeitas". A Tabela 12 apresenta as diferentes proporções de inquiridos que responderam às três últimas perguntas-chave para determinar a satisfação geral.

Tabela 12: Respostas às perguntas-chave que avaliam a satisfação com os cuidados prestados pela população do estudo

Measure of overall satisfaction	385 (%)
Respondent will use the health centre again	358 (93.2)
Respondent will recommend health centre to a friend	365 (93.0)
Respondent was satisfied or very satisfied	373 (96.9)
Overall satisfaction [a]	352 (91.4)

[a] Resposta afirmativa às três perguntas

A satisfação global foi comparada com as diferentes caraterísticas sociodemográficas dos inquiridos, utilizando o teste do Qui-quadrado com um IC de 95% e *um valor de* $p < 0,05$ para resultados estatisticamente significativos. Estas comparações são apresentadas na tabela 13.

Quadro 13: Comparação entre a satisfação global e as caraterísticas socio-demográficas da população em estudo.

		Satisfied (%)	Not satisfied(%)	X^2; p-value
marital status	single	99 (87.6)	14 (12.4)	1.99; p = 0.159
	married	218 (80.1)	54 (19.9)	
Age group	15 – 20	61 (85.9)	10 (14.1)	5.66; p = 0.226
	21 – 25	125 (79.6)	32 (20.4)	
	26 – 30	87 (88.8)	11 (11.2)	
	31 – 35	36 (85.7)	6 (14.3)	
	36 – 40	14 (82.4)	3 (17.6)	
Pregnancy group	primips	138 (87.9)	19 (12.1)	**4.217;p = 0.04**
	2 –7 pregnancies	214 (93.6)	14 (6.4)	
Number of visit	2	105 (82.7)	22 (17.3)	1.249; p= 0.33
	3 – 9	222 (86)	36 (14)	
Educational level	Low	98 (92.5)	8 (7.5)	**8.714;p = 0.01**
	Medium	190 (94.1)	12 (5.9)	
	High	64 (83.1)	13 (16.9)	

Apenas o grupo de gravidez e o nível de escolaridade dos inquiridos estavam associados a uma diferença estatisticamente significativa em termos da sua satisfação global. As mulheres que se encontravam na primeira gravidez e as que tinham um elevado nível de escolaridade eram mais susceptíveis de estar insatisfeitas com os serviços que recebiam nos centros de saúde que frequentavam.

4.5 Recomendações dos participantes no estudo

Dos 385 inquiridos, menos de metade, 42,3% (163), propôs uma recomendação para melhorar a prestação de serviços pelos centros de saúde. Estas recomendações foram agrupadas em temas (figura 4), dos quais o tema mais prevalente dizia respeito às comodidades dos centros de saúde (20,2%), tais como boas instalações sanitárias, limpeza, redução do congestionamento e cuidados preferenciais para as mulheres em aspectos como a entrega de resultados laboratoriais. Os inquiridos também desejavam que as palestras sobre saúde (16,3%) fossem mais regulares do que são atualmente e que fosse dada atenção às mulheres que estão na primeira gravidez. As mulheres com nível de escolaridade elevado foram as mais interessadas na recomendação de palestras sobre saúde (76% de todas as recomendações desta classe de inquiridas), defendendo que as "palestras" deveriam ser mais detalhadas do que são atualmente.

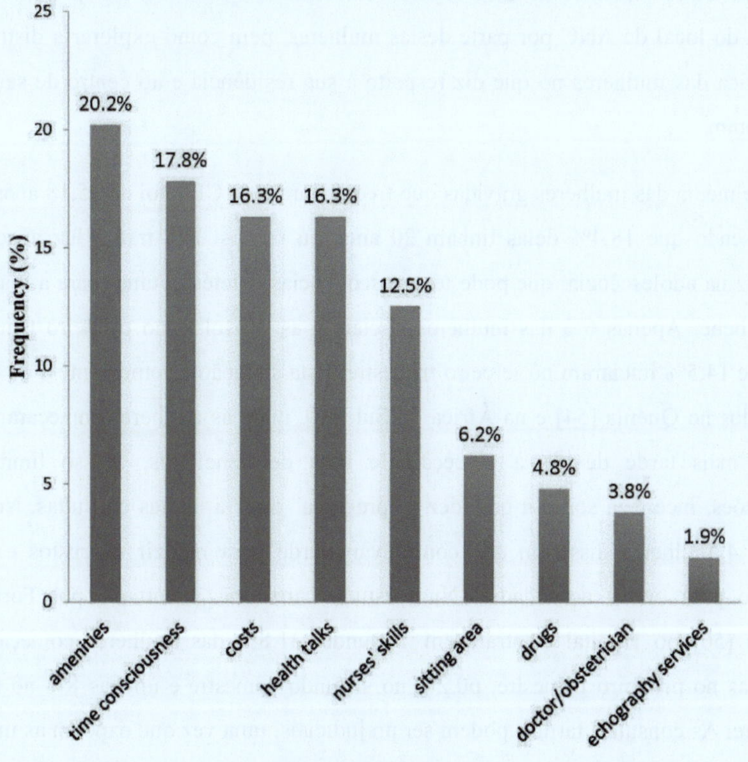

Figura 4: Temas desenvolvidos a partir das recomendações dos inquiridos no estudo

CAPÍTULO CINCO: DISCUSSÃO, CONCLUSÕES E RECOMENDAÇÕES

5.1 DISCUSSÃO

O estudo teve como objetivo explorar as percepções das mulheres grávidas que frequentam as consultas pré-natais nos centros de saúde públicos do Distrito Sanitário de Buea sobre os cuidados pré-natais em termos dos seus conhecimentos e satisfação com a prestação de serviços. Também procurou estabelecer as várias razões que afectaram a escolha do local de ANC por parte destas mulheres, bem como explorar a distribuição geográfica das mulheres no que diz respeito à sua residência e ao centro de saúde que frequentam.

A idade média das mulheres grávidas que frequentaram os CPN foi de 25,18 anos (DP ± 5,13), sendo que 18,4% delas tinham 20 anos ou menos. Isto traz à luz a noção de gravidez na adolescência, que pode ter consequências deletérias tanto para a mãe como para o bebé. Apenas 6% das mulheres iniciaram as consultas no primeiro trimestre e cerca de 14,5% iniciaram no terceiro trimestre. Esta situação é semelhante à de estudos realizados no Quénia [54] e na África do Sul [55], onde as mulheres começaram a ir à clínica mais tarde devido à perceção de falta de benefícios, acesso limitado às instalações, incerteza sobre a gravidez e "preguiça" de ir a muitas consultas. No nosso estudo, 4 mulheres disseram que começavam tarde para reduzir os custos e poupar dinheiro para outras actividades. Num estudo camaronês efectuado por Formulu e colegas [56] no Hopital Centrale em Yaoundé, 31,8% das mulheres começaram as consultas no primeiro trimestre, 60,2% no segundo trimestre e apenas 8% no terceiro trimestre. As consultas tardias podem ser prejudiciais, uma vez que expõem as mulheres a oportunidades perdidas, como o diagnóstico precoce de infecções como a sífilis, a suplementação com ácido fólico e ferro e a profilaxia da malária, ao mesmo tempo que atrasam o diagnóstico imediato de gravidezes de alto risco e o planeamento do seu acompanhamento próximo. Esta noção é ainda mais elaborada na comparação entre os grupos etários e o conhecimento do momento de iniciar as consultas, sendo mais provável que as mulheres mais jovens não saibam a altura certa para começar e que as mulheres mais velhas optem por datas mais tardias. Apesar da educação sanitária dada a estas mulheres durante as suas consultas, as inquiridas que estão a frequentar a sua terceira ou mais consultas, continuam a pensar que é melhor começar as consultas no terceiro trimestre. Estas práticas podem aumentar ainda mais a já elevada mortalidade materna do país [57], colocando as mulheres em risco no período perinatal devido a um acompanhamento inadequado durante os CPN.

A maioria dos inquiridos provinha de três centros de saúde: PMI (Estrada de Buea), Cidade de Buea e centros de saúde de Muea. Isto deve-se em parte ao facto de estes centros servirem as maiores populações e também porque estão presentes há muito tempo, pelo que as mulheres os conhecem bem e confiam nos seus serviços. Isto é tanto mais verdade quanto apenas 44,6% das inquiridas da área de saúde de Molyko fizeram ANC no seu centro de saúde, enquanto as restantes foram a outros centros de saúde (PMI e Muea). Para além disso, algumas das mulheres disseram que não sabiam que existia um centro de saúde em Molyko, uma vez que este estava no seu segundo ano de existência na altura do estudo. O mesmo se aplica ao caso do centro de saúde de Mile 16 (no seu primeiro ano de existência), onde 7,5% das mulheres de Mile 16 frequentaram o ANC no centro de saúde de Muea e uns impressionantes 10% frequentaram o PMI. Esta tendência deve levar-nos a garantir uma melhor consciencialização da população para a existência de novos centros de saúde, a fim de aumentar a sua utilização sustentada em relação aos centros de saúde vizinhos.

No que diz respeito às razões que afectaram a escolha do centro de saúde pelos inquiridos, nenhum visitou um local porque era longe. Pelo contrário, o principal fator que afectou a escolha do local de ANC foi a acessibilidade geográfica. Isto está correlacionado com o que as mulheres pensam no Uganda [58] , onde também acrescentaram a perceção da qualidade dos cuidados como outro fator de atração. As mulheres preferem áreas acessíveis porque, em casos de emergência, especialmente durante o parto, podem chegar rapidamente ao centro de saúde onde estão a ser seguidas e receber cuidados. Isto significa que a distância é um aspeto importante na determinação do acesso aos cuidados de maternidade [59] . No entanto, o aspeto da acessibilidade geográfica no que diz respeito ao local no nosso distrito sanitário de Buea, em comparação com outras comunidades rurais [10], é diferente porque, enquanto nestas últimas as mulheres têm de percorrer uma longa distância para chegar ao centro de saúde, no nosso contexto, existem meios de transporte adequados que ligam os diferentes centros de saúde e tudo o que uma mulher precisa para chegar ao centro de saúde é normalmente uma viagem de táxi. Algumas preferem também os centros mais próximos de casa para as emergências nocturnas.

Vinte e cinco vírgula seis por cento (25,6%) dos inquiridos foram recomendados para um local de ANC. Destas, 49,6% foram recomendadas por amigos e vizinhos, 12,4% pela mãe ou irmã e 10% foram recomendadas pelo marido. Isto ilustra a importância do contacto prévio com uma unidade sanitária para determinar a sua utilização futura. Neste caso, a perceção dos utilizadores anteriores é o único instrumento de referência. O centro mais recomendado foi o PMI. Foi demonstrado que o marido desempenha um papel significativo na determinação da escolha da mulher num estudo nigeriano [31] e num estudo ugandês [60], em que foi responsável por 43% e 32% de todas as recomendações, respetivamente. Estes estudos foram realizados em zonas rurais onde o papel masculino ainda é muito proeminente para afetar as decisões das mulheres e onde estas manifestam pouca liberdade de escolha.

Apenas 4 inquiridos disseram que se deslocaram a um determinado local por se tratar de uma instituição governamental. O efeito das instituições governamentais e privadas e das instituições religiosas nas preferências dos doentes não foi explorado neste estudo, embora tenha sido demonstrado que afecta as escolhas dos doentes noutros estudos [45, 61, 62].

A avaliação das razões pelas quais 55,2% das inquiridas mudaram de local de ANC em relação ao último local que utilizaram na sua gravidez mais recente revelou que a mudança de residência era a razão mais prevalecente, seguida do facto de o local de ANC anterior ser demasiado longe (isto era verdade em áreas como Mile 16, onde existe um novo centro de saúde) e, a seguir, o mau tratamento recebido no local anterior. Isto realça ainda mais a importância da distância como um fator dominante na determinação da escolha do local pelas mulheres [9, 59]. Assim, devem ser envidados esforços no sentido de melhorar as variáveis do centro de saúde para melhorar a sua utilização pelas mulheres que vivem nas proximidades, especialmente nos centros de saúde que são relativamente novos e, ao fazê-lo, aumentar a sua taxa de frequência.

O conhecimento das mulheres grávidas sobre a calendarização das consultas de CPN, o objetivo do CPN e o número de consultas a fazer foi muito elevado entre as participantes neste estudo. Este achado é reconfortante e implica que as mulheres recebem explicações sobre a importância do ANC no início da sua consulta. Num estudo realizado na Tanzânia [63], as mulheres não sabiam quando deviam começar as consultas e também não tinham informação sobre a importância de frequentar o CPN. Um estudo sul-africano [55] concluiu que as mulheres começavam sistematicamente a frequentar os cuidados pré-natais tardiamente, porque não consideravam que a gravidez representasse uma ameaça significativa para a saúde e, na sua maioria, frequentavam-nos apenas para obter um cartão de saúde como visto para serem admitidas durante o parto na instituição de saúde. Esta noção pode também estar presente na nossa população de grávidas mais velhas que, contrariamente às mulheres com um menor número de gravidezes, acreditam que a altura certa para iniciar os cuidados pré-natais é no terceiro trimestre. No entanto, também mencionaram outra barreira, que é o custo total das consultas. Provavelmente, uma redução do número de consultas para estas mulheres motivá-las-á a iniciar as consultas mais cedo, de modo a beneficiarem plenamente das intervenções aí efectuadas. Se quisermos atingir os ODM num futuro próximo, os utentes dos serviços de saúde devem ser envolvidos na luta por uma melhor qualidade, começando por os educar sobre a forma adequada de fazer as coisas, para que possam fazer escolhas informadas sobre os seus cuidados de saúde.

No que diz respeito ao número de visitas a efetuar, os centros de saúde seguem o modelo ocidental de visitas clínicas com uma média de 10 a 12 visitas no total. No entanto, as atitudes estão a mudar em relação ao "mínimo de 4 visitas" recomendado pela OMS após o trabalho de Langer *et al.* [13] e Nigenda *et al.* [64] em contextos de recursos limitados como o nosso. O Distrito Sanitário já está a divulgar informação para mudar atitudes e aumentar a sensibilização. Embora esta noção de menos visitas não tenha sido explicitamente explorada no estudo, as respostas das mulheres deixam claro que elas podem ser mais receptivas a um menor número de visitas em termos de custos financeiros e de redução dos encargos.

As actividades realizadas nos centros de saúde são mais ou menos as mesmas em todas as instituições envolvidas no estudo. Há um maior número de serviços oferecidos, em contraste com outros estudos realizados em países subsarianos, como o de Cham *et al.* [65] no Uganda e o de van Eijk *et al.* [10] no Quénia, onde, por exemplo, os testes de urina e serológicos não são de rotina, expondo assim as mulheres nestes contextos à probabilidade de passarem ao lado de um diagnóstico cuja intervenção precoce pode mudar para melhor o resultado da gravidez. No entanto, o estudo nigeriano de Fawole *et al.* [14] revela um perfil proporcionalmente semelhante dos serviços oferecidos. Um estudo realizado no Uganda em Entebbe, um distrito semi-urbano [66], também revelou taxas elevadas de actividades como a medição da tensão arterial, a vacinação contra o tétano, o aconselhamento e os testes de VIH e sífilis.

Os tópicos discutidos com as mulheres durante a educação para a saúde são mais ou menos semelhantes em todos os estudos analisados, embora tenha havido algumas disparidades na frequência de menção de um determinado tópico. Os tópicos centraram-se principalmente nos cuidados durante a gravidez (dieta, exercício e importância dos CPN) e nos cuidados com o recém-nascido (dieta e amamentação). O tópico mais prevalente discutido foi a higiene e a nutrição na gravidez, tal como noutros estudos [10, 22, 67], uma vez que as mulheres ainda se sentem inseguras quanto à prática correta a fazer neste período da sua vida. Por conseguinte, estes conselhos dietéticos são muito bem-vindos. Apenas 45,2% dos inquiridos receberam informações sobre a deteção ou a gestão dos sinais de perigo da gravidez, semelhante aos 42% do estudo de Pembe na Tanzânia [41]. Em contraste acentuado, o estudo queniano de Ouma e colaboradores [68] e o estudo nigeriano de Dairo e Owoyokun [67] constataram que apenas 10,4% e até 89,6% das mulheres grávidas foram informadas sobre os sinais de perigo da gravidez. No nosso meio, o aspeto do planeamento familiar e os cuidados com o recém-nascido são normalmente discutidos durante a consulta de bem-estar infantil, o que explica a baixa taxa de menção neste estudo, ao contrário de outros estudos [69].

As inquiridas classificaram os serviços prestados nos centros de saúde, de um modo geral, de forma satisfatória. No que diz respeito ao tempo de espera na clínica, as mulheres reconheceram que a maior parte do tempo perdido se deve ao facto de as suas colegas grávidas chegarem tarde. Assim, as enfermeiras têm de esperar que todas estejam presentes para poderem realizar algumas actividades de grupo. Uma participante referiu que o tempo de espera era suficiente porque estavam a aprender coisas importantes na clínica. No entanto, este aspeto suscitou muita insatisfação, sobretudo por parte das mulheres com níveis de escolaridade mais elevados. Elas queixaram-se de que tinham muitas outras coisas para fazer para além de irem às consultas. Além disso, as inquiridas tinham algumas reservas em relação ao conforto dos assentos em alguns centros de saúde, queixando-se de que os bancos são demasiado duros e não têm encostos. As mulheres com um nível de escolaridade elevado e as mulheres que vão às consultas para a sua primeira gravidez não estavam particularmente satisfeitas com a competência do pessoal, recomendando a maioria delas uma melhoria das competências dos enfermeiros. Isto é compreensível, pois elas têm mais expectativas em relação à ética e à realização de certos exames clínicos. No entanto, as mulheres que vão às consultas para as gravidezes seguintes e as que vão à terceira ou mais consultas são mais tolerantes com os serviços dos centros de saúde. Isto deve-se, provavelmente, ao facto de o seu contacto com o sistema de saúde ter adaptado as suas expectativas e de manifestarem satisfação com a prestação de serviços atual.

Verificaram-se diferenças significativas entre as mulheres na sua primeira gravidez e noutras gravidezes e entre os diferentes níveis de escolaridade no que se refere à abrangência das conversas sobre saúde. As mulheres que frequentam os CPN para as suas gravidezes subsequentes provavelmente já têm uma noção sobre os tópicos de saúde que são discutidos durante a consulta e, por isso, os seus objectivos nos CPN podem não ser primordialmente orientados para a obtenção de conhecimentos sobre dieta, sinais de perigo e outros tópicos habitualmente discutidos, mas sim para garantir que os seus bebés estão bem durante a gravidez. Isto é diferente do caso das primíparas que esperam obter informações vitais para as ajudar a enfrentar bem a gravidez e o parto [39] e, por isso, esperam muito das palestras sobre saúde. No caso dos níveis de escolaridade, as que têm um nível mais elevado ficaram menos satisfeitas com as explicações dadas durante as "palestras", pois podem estar mais interessadas em compreender em profundidade o que lhes está a acontecer e qual a melhor forma de gerir este período. Este facto tem implicações importantes para o pessoal de saúde envolvido na gestão dos CPN, que tem a oportunidade de moldar a orientação das utentes para atitudes de promoção da saúde, afastando a influência dos seus antecedentes culturais (que não promovem atitudes de saúde seguras). Por conseguinte, o pessoal de saúde deve orientar a sua educação para a saúde tendo em conta estes dois grupos de utentes, promovendo assim a aceitação dos cuidados de saúde e a prestação de cuidados de boa qualidade. Os temas predominantes discutidos durante a educação para a saúde foram a higiene e a nutrição, tendo havido também algumas palestras pós-natais sobre os cuidados imediatos com o recém-nascido e a amamentação. O enfoque nas questões pós-natais não é normalmente bem acolhido pelas mulheres grávidas, que estão mais ansiosas por ouvir falar do parto e dos mecanismos para o enfrentar. No entanto, um estudo australiano demonstrou que tanto as mulheres como os prestadores de cuidados de saúde consideravam que o tempo das aulas pré-natais era demasiado curto para incorporar tudo o que havia para aprender, tendo algumas mulheres queixado-se de terem recebido demasiada informação [39].

A satisfação global das mulheres que frequentam os CPN no nosso distrito sanitário foi classificada como muito elevada (91,4%), resultados semelhantes aos de outros estudos sobre a satisfação das pacientes (96,5% em Ibadan, Nigéria [14] e 86,4% no Estado de Ogun, Nigéria [22]). No entanto, foi dito que a opinião das mulheres grávidas sobre os cuidados que lhes são prestados é geralmente positiva, uma vez que tendem a não ser críticas em relação aos cuidados de saúde, aceitando os cuidados que recebem como adequados [70]. Assim, a utilização das opiniões dos doentes para avaliar os cuidados de saúde tem sido criticada [71], considerando as suas respostas como uma mistura da medição do desempenho dos cuidados de saúde e da reflexão do inquirido. No entanto, as opiniões dos doentes fornecem uma visão dos cuidados prestados e do sistema como um todo. A influência do nível de escolaridade dos inquiridos é predominante neste caso, uma vez que se nota que os inquiridos com um nível de escolaridade elevado têm mais probabilidades de ser críticos em relação aos cuidados recebidos e de adiar uma satisfação positiva. Esta questão também foi revelada no estudo de Fawole e colegas [14], onde se colocou a hipótese de que, à medida que o nível de educação na comunidade aumenta, as mulheres grávidas podem tornar-se cada vez mais críticas em relação aos cuidados de saúde. Por conseguinte, é necessário mobilizar esforços para uma melhor avaliação da qualidade em a nossa prestação de cuidados de saúde, com o objetivo de melhorar a qualidade em termos de prestação de cuidados de saúde. Esta melhoria deve incidir em todas as perspectivas que compõem os cuidados de saúde. Donabedian [19] desenvolveu este aspeto, salientando os três lados das opiniões sobre os cuidados de saúde: o do doente, que se centra nas estruturas interpessoais e das instalações em termos de alojamento, a perspetiva do prestador, que se centra nos aspectos técnicos e científicos dos cuidados em termos de equipamento e qualificação, e a perspetiva das partes interessadas, que é mais ou menos uma visão global centrada em intervenções destinadas a aumentar a produção das instalações de saúde, tendo em conta os seus factores de produção, também designada por eficiência. Todas estas vertentes devem ser melhoradas para se conseguir a mudança e a melhoria desejadas no nosso pacote de prestação de cuidados de saúde. A opinião dos utentes foi aqui solicitada e nota-se que eles recomendam melhorias na interação interpessoal com o pessoal em termos de conversas de saúde mais abrangentes e melhoria das competências de enfermagem, melhores infra-estruturas em termos de boas instalações sanitárias, áreas de estar confortáveis e tempos de espera toleráveis. Um passo nesta direção contribuirá em grande medida para consolidar a melhoria da prestação de cuidados de saúde pretendida pelo nosso país no âmbito dos ODM.

5.1.1 Limitações

Em primeiro lugar, a maior parte da investigação neste domínio da satisfação com os cuidados de saúde aplica uma abordagem qualitativa, com discussões em grupos de discussão e entrevistas aprofundadas, que são mais sensíveis para fazer emergir temas relevantes. A abordagem quantitativa foi utilizada neste caso para obter uma amostra de maior dimensão, dada a extensão da área de estudo. É aqui que reside a vantagem desta última metodologia.

Em segundo lugar, existia o risco de enviesamento de cortesia, em que o inquirido pode sentir-se obrigado a responder favoravelmente em relação ao centro de saúde que frequenta por receio de atrair uma atitude negativa em relação a si. Isto foi minimizado entrevistando as mulheres longe dos seus cuidadores e assegurando-lhes a independência do investigador em relação ao centro de saúde.

5.2 CONCLUSÕES

■=> 1 em cada 3 mulheres grávidas (30,1%) frequenta um local de ANC diferente do seu centro de saúde local.

A acessibilidade geográfica é a principal razão para a escolha de um local de ANC, seguida da qualidade percebida no centro de saúde que o atende.

■=> As mulheres grávidas no Distrito Sanitário de Buea têm conhecimentos diferentes sobre os CPN, que variam significativamente consoante os grupos de gravidez, o número de consultas e a idade.

■=> A maioria das mulheres grávidas (91,4%) está satisfeita com os cuidados recebidos durante os CPN nos centros de saúde públicos do Distrito Sanitário de Buea.

Alto nível de escolaridade e primiparidade estão negativamente associados à satisfação das gestantes com o atendimento recebido na APN.

5.3 RECOMENDAÇÕES

- Devem ser envidados esforços no sentido de melhorar as infra-estruturas e as comodidades dos centros de saúde para garantir uma utilização sustentável, especialmente dos centros de saúde que estão subutilizados.
- A sensibilização e a adesão devem ser aumentadas em relação ao novo modelo de ANC, que tem como objetivo reduzir o número de visitas e garantir uma melhor qualidade dos serviços. Isto também reduzirá o custo dos CPN para as mulheres e fará com que elas comecem a frequentar os CPN mais cedo na gravidez.
- Deve ser dada preferência às parteiras dos centros de saúde para prepararem e darem palestras sobre saúde às mulheres grávidas, tendo em conta os seus conhecimentos e a sua capacidade de procurar informação nova e mais actualizada.

- Os resultados do estudo devem ser divulgados aos centros de saúde em causa, que devem envolver as mulheres que os frequentam no processo de mudança para melhorar os cuidados de saúde. Para tal, será necessário que o pessoal do centro de saúde se auto-avalie perante os seus utentes, para que os aspectos de insatisfação possam ser elucidados.

5.3.1 Investigação futura

Embora a investigação sobre as perspectivas dos doentes seja vista com sentimentos contraditórios, o seu potencial para avaliar os sistemas de saúde (especialmente o aspeto interpessoal, que é normalmente negligenciado na avaliação dos cuidados de saúde) continua a ser elevado, especialmente quando combinado com abordagens técnicas que avaliam diretamente os aspectos técnicos dos cuidados de saúde. No domínio da saúde materno-infantil, há alguns aspectos que este estudo não abordou e que poderiam ser benéficos se fossem avaliados. São eles:

- A influência dos estabelecimentos de saúde privados e públicos na satisfação dos doentes.
- Conhecimento das mulheres grávidas sobre a importância dos exames efectuados durante a gravidez.
- Qualidade dos serviços prestados nos centros de saúde (aspectos técnicos).

REFERÊNCIAS

1. Organização Mundial de Saúde, UNICEF: Antenatal care in developing countries: promises, achievements and missed opportunities: an analysis of trends, levels and differentials, 1990-2001.Genebra, Suíça; 2003.

2. Baker PN: editor. Obstetrics by Ten Teachers. 18ª ed.. Londres: Hodder Arnold; 2006. Capítulo 7, Cuidados pré-natais; pp. 72-83.

3. Pradhan A: Situação dos cuidados pré-natais e práticas de parto. *Kathmandu University Medical Journal.* 2005; 3(3): 266-70.

4. Nisar N, White E: Factors affecting utilisation of antenatal care among reproductive age group women (15-49years) in urban squatter settlement of Karachi. *Journal of Pakistan Medical Association.* 2003; 53: 47-62.

5. Nações Unidas: Relatório sobre os Objectivos de Desenvolvimento do Milénio. Nova Iorque, EUA; 2010.

6. Fundo Internacional das Nações Unidas para a Infância e as Emergências (UNICEF): Saúde Materna e Neonatal. O estado das crianças do mundo 2009. Nova Iorque, EUA; 2008.

7. Organização Mundial de Saúde: Tendências da mortalidade materna 1990 - 2010. Genebra, Suíça; 2012.

8. Organização Mundial de Saúde. Departamento de Saúde Reprodutiva e Investigação. *Cobertura dos cuidados de maternidade: um historial da informação disponível.* Genebra, Suíça; 1996.

9. Jahn A, Dar IM, Shah U, Diesfeld H: Maternity care in rural Nepal: a health service analysis. *Trop MedInt Health.* 2000; 5: 657-65.

10. Van Eijk AM, Bles HM, Odhiambo F, Ayisi JG, Blockland IE, Rosen DH, Adazu K, Slutsker L, Lindblade KA: Utilização de serviços pré-natais e de cuidados de parto entre as mulheres da zona rural do Quénia ocidental: um inquérito de base comunitária. *Reproductive Health.* 2006; 3(1): 2-11.

11. Mafany NM, Mati JKG, Nasah BT: Mortalidade materna na província do Sudoeste dos Camarões 1982-1987. Annales Universitaires Sciences Sante. 1990; 7(2-3): 52-69.

12. Langer A, Nigenda G, Romero M, Rojas G, Kuchaisit C, Al-Osumi M, Orozco E:Bases conceptuais e metodologia para a avaliação da perceção das mulheres e dos prestadores de cuidados de saúde sobre a qualidade dos cuidados pré-natais no ensaio aleatório controlado de cuidados pré-natais da OMS. *PaediatrPerinatEpidemiol.* 1998; 12(Suplemento 2): 98-115.

13. Langer A, Villar J, Romero M, Nigenda G, Piaggio G, Kuchaisit C,Rojas G,Al-Osimy M, Belizan JM, Farnot U, Al-Mazrou Y, Carroli G, Ba'aqeel H, Lumbiganon P, Pinol A, Bergsjo P, Bakketeig L, Garcia J, Berendes H: Are women and providers satisfied with antenatal care? Views on a standard and a simplified, evidence-based model of care in four developing countries. *BMC Women's Health.* 2002;4: 7-16.

14. Fawole AO,Okunlola MA,Adekunle AO: Percepções das clientes sobre a qualidade dos cuidados pré-natais. *J Natl Med Assoc.* 2008; 100(9): 1052-1058.

15. Ware JE, Wright R, Snyder MK, Chu GC: Consumer perceptions of health care services: implications for academic medicine. *J Med Educ.* 1975; 50: 839-48.

16. Kiguli J, Ekirapa-Kiracho E, Okui O, Mutebi A, MacGregor H, Pariyo GW: Aumentar o acesso a cuidados de saúde de qualidade para os pobres: Percepções da comunidade sobre cuidados de qualidade no Uganda. *Patient Preference and Adherence (Preferência e adesão do paciente).* 2009; 3:77-85.

17. Brawley M: A perspetiva do cliente: O que é um serviço de saúde de qualidade? A literature review. Kampala, Uganda: Delivery of Improved Services for Health; 2000.

18. Baltussen R,Ye Y, Haddad S,Sauerborn R. Perceived quality of care of primary health care services in Burkina Faso. *Health Policy Plan.* 2002; 17(1): 42-48.

19. Donabedian A: A qualidade dos cuidados de saúde. Como pode ser avaliada? *JAMA.* 1988; 260 (12): 1743-1748.

20. Mensch B: Qualidade dos cuidados de saúde: uma dimensão negligenciada. In: Koblinsky M,TimyanJ, Gay J, editores. A saúde das mulheres: uma perspetiva global. São Francisco e Oxford: West View Press; 1993.

21. Terceiro relatório de progresso dos ODM a nível provincial; República dos Camarões: dezembro de 2003.

22. Oladapo OT,Osiberu MO: Do Sociodemographic characteristics of pregnant women determine their perception of antenatal care quality? *Maternal and Child Health Journal.* 2009; 13: 505-511.

23. Adeoye S,Ogbonnaya L,Umeorah J: Concurrent use of multiple antenatal care providers by women utilizing free antenatal care at Ebonyi State University Teaching Hospital, Abakaliki. *Afr J Reprod Health.* 2005; 9(2): 101-6.

24. Sultana A, Ahmed S: Attitude of women of NWFP towards antenatal care. *Journal of Ayub Medical College Abbottabad.* 2002; 14: 14-18.

25. Nsemukila BG, Phiri DS, Diallo HM, Banda SS, Benaya WK, Kitahara N: A Study of Factors Associated with Maternal Mortality in Zambia (Estudo dos factores associados à mortalidade materna na Zâmbia). Lusaka: UNFPA; 1998.

26. Menon AJ, Musonda VCT, Glazebrook C: Perception of care in Zambian women attending community antenatal clinics. *Investigação educacional.* 2010; 1(9): 356-362.

27. Anónimo: Guerra dos Bôeres. Microsoft® Student 2008. Redmond, WA: Cooperação Microsoft.

28. Ajiboye OE, Adebayo KA: Socio-cultural factors affecting pregnancy outcome among the Ogu speaking people of Badagry area of Lagos state, Nigeria (Factores socioculturais que afectam o resultado da gravidez entre as pessoas de língua Ogu da zona de Badagry do estado de Lagos, Nigéria). *Revista Internacional de Humanidades e Ciências Sociais.* 2012; 2(4, edição especial - fevereiro de 2012): 133-144.

29. De Brouwere V, Tonglet R, Van Lerberghe W: Estratégias para reduzir a mortalidade materna nos países em desenvolvimento: o que podemos aprender com a história do Ocidente industrializado? *Trop Med Int Health* 1998, 3:771-782.

30. Koblinsky MA, Campbell O, Heichelheim J: Organização da assistência ao parto: o que funciona para uma maternidade segura? *Boletim do Órgão Mundial de Saúde* 1999, 77:399-406.

31. AdamuY,Salihu H: Barriers to the use of antenatal and obstetric care services in rural Kano, Nigeria (Barreiras à utilização de serviços de cuidados pré-natais e obstétricos na zona rural de Kano, Nigéria). *JObstetGyneacol.* 2002; 22: 600-3.

32. Smith JB, Coleman NA, Fortney JA, Johnson JD, Blumhagen DW, Grey TW: The impact of traditional birth attendant training on delivery complications in Ghana. *Health Policy Plan* 2000, 15:326-331.

33. Ray AM, Salihu HM: The impact of maternal mortality interventions using

traditional birth attendants and village midwives (O impacto das intervenções sobre a mortalidade materna utilizando parteiras tradicionais e parteiras de aldeia). *JObstetGynaecol2004,* 24:5-11.

34. Ngowa JDK, Kasia JM, Tebeu PM, Mboudou E, Doh AS: Avaliação do desenvolvimento Materno-Fetal no novo modelo de cuidados pré-natais: Une experience de l'HopitalGyneco-Obstetrique et Pediatrique de Yaounde, Cameroon. *Clinics in Mother and Child Health.* 2008; 5(2): 905-910.

35. Nasah BT: A Abordagem de Risco nos Cuidados Maternos. In: Nasah BT, Mati JKG, Kasonde JM. *Contemporary Issues in Maternal Health Care in Africa (Questões Contemporâneas nos Cuidados de Saúde Materna em África).* Luxemburgo: HarwoodAcademic Publisher; 1994. pp. 141-154.

36. Nasah BT, Drouin P: Care of the mother in the tropics. Yaoundé: CEPER; 1982.

37. Instituto Nacional de Saúde e Excelência Clínica (NICE): Guia de consulta rápida: Antenatal care; routine care for the healthy pregnant woman (Cuidados pré-natais; cuidados de rotina para uma grávida saudável). Desenvolvido pelo National Collaborating Centre for Women's and Children's health (Centro Nacional de Colaboração para a Saúde da Mulher e da Criança). London. 2008.

38. Kumar R: Iron supplementation in pregnancy (Suplementação de ferro na gravidez). *Medimag.* 2008; 2(9): 1-14.

39. Renkert S, Nutbeam D: Opportunities to improve maternal health literacy through antenatal education: an exploratory study (Oportunidades para melhorar a literacia em saúde materna através da educação pré-natal: um estudo exploratório). *Health Promotion International.* 2001; 16(4): 381-88.

40. Juhl M, Andersen PK, Olsen J, Madsen MJorgensen T, Nohr EA, Andersen AN:

Exercício físico durante a gravidez e o risco de parto pré-termo: A study within the Danish National Birth Cohort. *Am J Epid.* 2008; 167(7):859-66.doi: 10.1093/aje/kwm364

41. Pembe AB, Carlstedt A, Urassa DP, Lindmark G, Nystrom L, Darj E: Qualidade dos cuidados pré-natais nas zonas rurais da Tanzânia: aconselhamento sobre os sinais de perigo da gravidez. *BMC Pregnancy and Childbirth (Gravidez e Parto BMC*). 2010;10: 35-42.

42. Rosenthal G, Shannon S: The use of patient perceptions in the evaluation of health care delivery systems. *Medical Care.* 1997; 35(suplemento 11): 58-68.

43. Brook RH,McGlynn EA,Shekelle PG: Defining and measuring quality of care: a perspective from US researchers. *Int J Qual Health Care.* 2000; 12 (4): 281-295.

44. Calnan M: A perspetiva do doente. *Int J TechnolAssesstHealth Care.* 1998; 14: 2434.

45. Andaleeb SS:Public and private hospitals in Bangladesh: service quality and predictors of hospital choice. *Health Policy Plan.* 2000; 15(1): 95-102.

46. Haddad S, Fournier P,Potvin L: Measuring lay people's perceptions of the quality of primary health care services in developing countries: Validação de uma escala de 20 itens. *IntJ Qual HealthCare.* 1998; 10(2): 93-104.

47. Larrabee JH, Bolden LV: Definingpatient-perceived quality of nursing care. *J Nurs Care Qual.* 2001; 16: 34-60, 74-75.

48. Edwards C,Staniszewska S,Crichton N: Investigations of the ways in which patients' reports of their health care are constructed. *Sociol Health Illn.* 2004; 26 (2): 159-183.

49. vanDoung D,Binns CW, Lee AH,Hipgrave DB: Measuring client-perceived quality of maternity services in rural Vietnam.*Int J Qual Health Care.* 2004; 16(6): 447-52.

50. Rahmqvist M, Bara A: Patient characteristics and quality dimensions related to patient satisfaction. *Int J Qual Health Care.* 2010; 22(2): 86-92.

51. Delegação Regional de Saúde Pública, Região Sudoeste: Ministério da Saúde Pública, Camarões. 2010.

52. Eng J: Estimativa do tamanho da amostra: Quantos indivíduos devem ser estudados? *Radiology.* 2003; 227: 309-313.

53. Siniscalco MT, Auriat N: Conceção de questionários. In: Ross K, Quantitative research methods in educational planning. Paris: UNESCO; 2005.

54. Mwaniki PK, Kabiru EW, Mbugua GG: Utilização de serviços pré-natais e de maternidade por mães que procuram serviços de assistência à infância no distrito de Mbeere, província oriental, Quénia.*East Afr Med J.* 2002; 79(4): 184-187.

55. Myer L, Harrison A: Why do women seek antenatal care late? Perspectivas da África do Sul rural. *J Midwifery Womens Health.* 2003; 48(4): 268-272.

56. Fomulu JN, Tiyou KC, Mbu RE, Nana NP, Leke RJI: Mortalite Maternelle a la Maternite Principale de Yaounde: Etude Retrospective de 2001 a 2006. *Saúde Ciências e Doenças.* 2008; 9(3): 86-92.

57. Inquérito Demográfico e de Saúde. DHS: Ministério da Saúde Pública, Camarões. 2011.

58. Birungi S, Odaga J, Lonchoro JP, Santini S, Owiny V, De Vivo E: A Qualidade e Utilização dos Cuidados de Saúde Materna no Distrito de Oyam, Uganda: Um inquérito de base para uma intervenção. *HealthPolicy and Development Journal.* 2009; 7(1):35-47.

59. Hodgkin D: Household characteristics affecting where mothers deliver in rural Kenya (Caraterísticas do agregado familiar que afectam o local onde as mães dão à luz nas

zonas rurais do Quénia). *HealthEcon.* 1996; 5(4): 333-40.

60. Kambarami RA,Chirenje MZ, Rusakaniko S:Antenatal care patternsand factors associated with perinatal outcome in tworural districts in Zimbabwe. *Cent Afr J Med.* 1999; 45: 294-99.

61. Blackwell DA: Prenatal care services in the public and private arena. *J Am Acad Nurse Pract.* 2002 December; 14(12): 562-67.

62. Mekonnen Y,Mekonnen A: Utilization of Maternal Health Care Services in Ethiopia (Utilização dos Serviços de Cuidados de Saúde Materna na Etiópia). Calverton, Maryland, EUA: ORC Macro; 2002.

63. Mlay R, Massawe S, Lindmark G, Nystrom L: Reconhecimento de factores de risco na gravidez entre as mulheres que frequentam a clínica pré-natal em Mbagala, Dar es Salaam. *East Afr Med J.* 1994; 71(9): 562-566.

64. Nigenda G, Langer A, Kuchaisit C, Romero M, Rojas G, Al-Osimy M, Villar Jose, Garcia J, Al-Mazrou Y, Ba'aqeel H, Carroli G, Farnot U, Lumbiganon P, Belizan J, Bergsjo P, Bakketeig L, Lindmark G: Womens' opinions on antenatal care in developing countries: Resultados de um estudo em Cuba, Tailândia, Arábia Saudita e Argentina. *BMC Public Health.* 2003; 3:17-29.

65. Cham M, Sundby J, Vangen S: Maternal mortality in the rural Gambia, a qualitative study on access to emergency obstetric care (Mortalidade materna na Gâmbia rural, um estudo qualitativo sobre o acesso a cuidados obstétricos de emergência). *Reproductive Health.* 2005; 2 (1): 3-11. doi:10.1186/1742-4755-2-3.

66. Tann CJ, Kizza M, Morison L, Mabey D, Muwanga M, Grosskurth H, Elliott AM: Use of antenatal services and delivery care in Entebbe, Uganda: a community survey. *BMC Pregnancy and Child Birth.* 2007; 7: 33-44.

67. Dairo MD, Owoyokun KE: Factores que afectam a utilização dos serviços de cuidados pré-natais em Ibadan, Nigéria.*Benin Journal of Post GraduateMedicine*.2010; 12(1): 313.

68. Ouma PO, Van Eijk AM, Sikuku ES, Odhiambo FO, Crawdord SB, Ayisi JG, Kager PA, Slutsker L: Antenatal and delivery care in Rural Western Kenya: the effect of training health workers to provide "Focused Antenatal Care". *Reproductive Health.* 2010; 7 (1)

69. Barber SL, Bertozzi SM, Gertler PJ: Variations in Prenatal Care Quality for the Rural Poor in Mexico. *Health Affairs.* 2007; 26(3): 310-23.

70. Porter M, Macintyre S: What is, must be best: a research note on conservative or deferential response to antenatal care provision. *SocSci Med.* 1984; 19: 1197-1200.

71. Sitzia J, Wood N: Patient satisfaction: a review of issues and concepts. *SocSci Med.* 1997; 45: 1829-43.

APÊNDICES

APÊNDICE 1: Formulário de consentimento informado

Formulário de consentimento para o estudo intitulado

"PERCEPÇÕES DAS MULHERES GRÁVIDAS QUE FREQUENTAM OS CENTROS DE SAÚDE PÚBLICOS DO DISTRITO SANITÁRIO DE BUEA SOBRE OS CUIDADOS PRÉ-NATAIS"

Investigador principal: NJUMA TAMUFOR EMMANUEL

Departamento de Ciências Clínicas, Faculdade de Ciências da Saúde, Universidade de Buea, Camarões

Ficha de informação:

Cara Senhora,

Convite para o estudo

Convidamo-lo(a) a participar no estudo cujo título é o citado acima e cujo conteúdo passamos a descrever. Vamos realizar um estudo para conhecer, por um lado, os factores que as mulheres grávidas têm em consideração quando escolhem um local para assistir às consultas de cuidados pré-natais e, por outro lado, vamos também avaliar o conhecimento dessas mulheres sobre os cuidados que estão a receber e saber delas o seu nível individual de satisfação com os cuidados que estão a receber até agora. Os cuidados pré-natais são uma componente vital do acompanhamento de uma mulher grávida que, se não forem bem executados ou compreendidos, podem levar a potenciais resultados adversos para a mãe, o bebé ou ambos. Por conseguinte, é importante avaliar a situação existente, daí a necessidade deste estudo, que irá explorar as percepções das próprias mulheres, de modo a identificar lacunas nos cuidados.

Participação voluntária

Neste ponto, gostaríamos de salientar que a participação neste estudo é totalmente aberta e voluntária. A recusa em participar ou a desistência de participar não terá quaisquer consequências e não afectará de forma alguma os cuidados que está a receber atualmente no seu centro de saúde.

Protocolo do estudo

O estudo exigirá apenas que responda a uma série de perguntas de um questionário que será preenchido pelo investigador principal durante uma entrevista individual. Esta será efectuada numa sala separada da sua área de consulta pré-natal habitual, mas no mesmo centro de saúde. A entrevista durará, em média, apenas 10 minutos e, a partir daí, poderá retomar as suas actividades diárias.

Benefícios e riscos

Os benefícios deste estudo decorrem do seu potencial para introduzir alterações nos serviços oferecidos às mulheres que frequentam a clínica pré-natal, com base nas suas percepções sobre a qualidade dos cuidados e nas suas recomendações. Por isso, pedimos-lhe que responda às perguntas com sinceridade, para que possamos fazer análises objectivas. O estudo está associado a poucos ou nenhuns riscos.

Confidencialidade

Queremos assegurar-lhe que qualquer informação que nos forneça será utilizada

para os fins estritos do estudo em causa. A privacidade será respeitada, uma vez que não incluiremos o seu nome no estudo e as suas respostas serão guardadas num computador seguro, protegido por palavra-passe e de acesso restrito aos membros da equipa do estudo.

Contacto

Se tiver alguma dúvida ou preocupação, não hesite em contactar qualquer uma das seguintes pessoas:

Achidi Eric Akum, Doutoramento	Njuma Tamufor Emmanuel
Supervisor	Investigador principal (estudante do último ano)
Diretor, Faculdade de Ciências da Saúde (FHS), UB	Departamento de Ciências Clínicas, FHS, UB
Tel: 7773 94 98	Tel: 7786 40 45

Autorizado:

I, o(a) abaixo assinado(a), depois de ter lido e de lhe ter sido explicado o estudo supramencionado, de ter compreendido o seu conteúdo, de ter tido a oportunidade de colocar questões para esclarecimento e de lhe ter sido dado tempo para considerar a minha participação no estudo, aceita participar no estudo supramencionado.

Nome/assinatura/impressão digital do participante

Nome/assinatura da testemunha (para as mulheres não alfabetizadas)

Assinatura do investigador principal

Data

APÊNDICE 2: Questionário do estudo

PERCEPÇÕES DAS GRÁVIDAS QUE FREQUENTAM OS CENTROS DE SAÚDE PÚBLICOS DO DISTRITO SANITÁRIO DE BUEA SOBRE OS CUIDADOS PRÉ-NATAIS

HA:

Código:

I. DADOS SÓCIO-DEMOGRÁFICOS

a) Residência:

b) Idade:

c) Estado civil: **1**. Solteiro **2**. Casado

d) Número de gravidezes: **1**. Uma **2**. Dois **3**.Três **4.**Quatro **5**.Cinco+

e) Número de visitas: **1**. Duas **2**.Três **3.**Quatro **4**.Cinco 5. Seis 6. Sete
7. Oito 8. Nove 9. Dez

f) Trimestre na primeira consulta: 1. Primeiro 2. Segundo 3. Terceiro

g) Idade gestacional atual:

h) Educação: **l**.nenhuma **2**. primária **3**. secundária **4**. liceu **5**. Universidade
6. instituto profissional

i) Ocupação: **1**. estudante **2**. agricultor **3**. Comerciante **4.** funcionário public **5**. dona de casa
6. outros (especificar)

II. RAZÕES PARA A ESCOLHA DO LOCAL

a) Porque é que veio a este centro de saúde em particular?
1. limpo **2**. acessível **3**. longe da minha casa **4**. Recomendado(..................)
5. Presença de médico 6. Não congestionado..... 7. Já cá esteve antes 8. Tratam bem
9. Não razão específica

c) Já frequentou o ANC noutro local? **1**. Sim **2**. Não (depois vá para "f")

d) Se SIM, onde?

e) Porque é que mudou? **1**. Era perto da minha casa **2**. Era demasiado longe **3**. mudei de casa **4**. era cara **5**. trataram-me mal **6**. o meu filho morreu
7.I foi-lhe dito o contrário **8**. sem motivo especial

III. PERCEPÇÕES E EXPECTATIVAS DA ANC

a) A quem se destina o ANC? **1**. a mãe sozinha **2. ao bebé** sozinho **3**. mãe e bebé

b) Quando é que se deve iniciar a ANC? **1**.1-3 meses **2**.4-6 meses **3**.7-9 meses
4. após o nascimento

c) Quantas visitas devem ser efectuadas? **1**. uma a duas **2**.três a quatro **3**. mais de quatro **4**. I não sabe **5**. Sempre que lhe disserem

d) O que é que se faz durante o ANC? **1**. registo **2**. pesagem **3**.exame físico

4.análises de urina **5**.análises de sangue (VIH, Hb) **6**.vacinação **7**. Suplementos de ferro

8. educação sanitária **8**. outros

e) Que temas são apresentados na educação para a saúde? 1. Espaçamento entre as crianças 2. O aleitamento materno

3. malária 4. aconselhamento sobre o VIH 5. prevenção das IST 6. prevenção do cancro do colo do útero

cancro 7. sinais de perigo da gravidez 8. Higiene e alimentação

f) Qual é o seu grau de satisfação com os serviços que recebe aqui?

	1. VERY SATISFIED	2. JUST SATISFIED	3. NOT SATISFIED	4. INDIFFERENT
i. Reception				
ii. sitting area comfort				
iii. waiting time				
v. staff at the centre				
vi. care given you (exams, advice, etc)				
vii. health talks (comprehensiveness)				

g) Recorreria a este centro de saúde na próxima vez que estivesse grávida?**1** . Sim **2**. Não

h) Recomendaria este centro de saúde a um amigo?**1** . Sim **2**. Não

g) Em geral, está satisfeita com a forma como as suas consultas de ANC estão a decorrer agora?

1. Muito satisfeito 2. Apenas satisfeito 3. Não satisfeito 4. Indiferente

IV. RECOMENDAÇÃO

Se pudesse mudar alguma coisa no pacote ANC fornecido, o que é que mudaria?

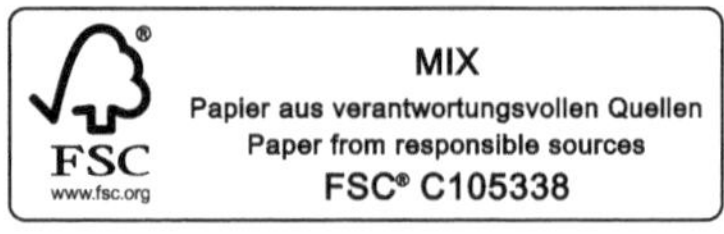

Printed by Books on Demand GmbH, Norderstedt / Germany